强 著

中国近代牌匾的中医药元素

浙江大学出版社

ZHEJIANG UNIVERSITY PRESS

图书在版编目（CIP）数据

中国近代牌匾的中医药元素 / 詹强著. — 杭州：
浙江大学出版社，2019.3（2019.8重印）
ISBN 978-7-308-18684-1

Ⅰ.①中…　Ⅱ.①詹…　Ⅲ.①中国医药学－文
化－牌匾－中国－近代　Ⅳ.①R2-05

中国版本图书馆CIP数据核字（2018）第228345号

中国近代牌匾的中医药元素

詹强　著

策划编辑	金更达
责任编辑	冯其华（zupfqh@zju.edu.cn）
责任校对	季　峥
封面设计	姚燕鸣
摄　影	潘劲草　俞闻军
出版发行	浙江大学出版社
	（杭州市天目山路148号　邮政编码310007）
	（网址：http://www.zjupress.com）
排　版	杭州兴邦电子印务有限公司
印　刷	虎彩印艺股份有限公司
开　本	787mm×1092mm　1/16
印　张	17
字　数	250千
版印次	2019年3月第1版　2019年8月第2次印刷
书　号	ISBN 978-7-308-18684-1
定　价	98.00元

序

　　中医药是华夏文明的瑰宝之一。数千年来，它造福劳动人民的身心健康，提升百姓的生活品质。中医药理论初看是治病之术，其实是系统思维，本质上是生命哲学；或者说，中医学是建立在理解生命本质的哲学基础和辩证方法之上的医学体系。上天有好生之德，于是有了中医中药，有了这门仁心仁术。

　　一个半世纪以前，近代西方医药学经由教会徐徐传入，因其具有与现代科学的分析特点以及与公共治理的内在逻辑相符合的性质，加之现代主义意识形态的推波助澜，便得以迅速普及，成为燎原之火，席卷中华大地。中医的理论、机构、人员逐渐失去了在祖国医疗卫生事业中的主体地位，甚至其存在的正当性和合法性也面临危机，一段时间里，竟被边缘化而至于不得不退回到公共权力难以企及的贫困底层和隐秘的私人生活场域而苟延残喘。这是中医中药的悲剧，更是中华文明的悲剧！

　　所幸，国家拨乱反正，人民饮水思源，重新恢复了对中医药的信任。最近十余年来，国家连续发布了关于振兴和发展中医药事业的文件；尤其是最近几年，国家不仅在观念上高度重视，而且在措施上也坚决有力，中医药事业的地位得以不断提升和巩固，令百姓欣慰，也让从业人员舒心。

　　中医中药的事业固然需要革新，需要与时俱进，但重中之重依然是继承和发扬光大优秀的传统。如果没有对传统的了解、理解和全面把握，那么创新就成为无本之木、无源之水。由于中医药事业所特有的有机性、融合性和沉浸性，因此它的传承不仅仅是就事论事的狭义的传承，而是文化意义上的传承，系统的传承，当然也就包括传统的行医供药模式的认识、理解和传承。

　　詹强医师是一位中医世家的优秀传人，他行医数十年，以精湛的医术闻名业内。他怀着对中医药事业的坚定信念和深厚情感，收集、整理古代中医药文化的典籍和实物，尤其是积数十年之力收集传统中医药牌匾实物，并分门别类，予以研究诠释，让更多的今人和后人切近鲜活地认识近代以前我国中医药事业的存在方式。这既源自他个人的兴趣，也体现了他传承文化的使命感和责任感。难能可贵，令人钦佩！

　　承蒙厚爱，詹医师赐稿，令我得以先睹为快。拜阅几遍，有感想如下，这近250块中医药牌匾——

每一块，都是一项应该予以抢救性保护的重要文化遗产。现代以来，中医药的命运十分坎坷，几经沉浮，其物质载体业已多半损毁散佚，尤其是建筑大部分被拆除或改用，面目全非，今人已经难以感性地认识传统中医药事业的存在形态。劫后余生，幸存下来的部分牌匾字号，则成为可以让人一窥中医药存在原生面貌的难得的实体文物，弥足珍贵！

每一块，都是一个值得挖掘的医家的故事。无论是功德匾、行医匾还是药店匾，每一块匾的背后都有主人的行医史，其中又有多少治病救人的感人故事可以去想象。

每一块，都蕴藏着一部微型的社会史和医学史。

每一块，都是一张可以深入解读的医学文化名片。

每一块，都是一幅值得品味欣赏的中国书法作品。

……

感谢詹强医师，殚精竭虑，苦心经营，为我们贡献了这样一桌传统中医药文化的盛宴；祝贺读者，足不出户，手捧一卷，即可品尝一顿图文并茂的精神大餐。

浙江大学副校长 罗卫东

2018年小雪日，于紫金港启真湖畔

前言

  对牌匾的最早印象来源于20世纪80年代大学期间的黄山之行,在古徽州的老街上,昏暗的灯光下,一块块老牌匾发出让人心灵震撼的光芒,其中一块匾上苍劲有力的"进士"二字,让我印象深刻。只是当时一介书生,几百元的售价让我望而却步,但对牌匾的那份情缘,却已深深烙印在心。

  毕业后我成为一名中医师,有幸开始接触中医文化,且在工作之余收集到一些与中医药相关的物件,希望这些承载历史的东西不要在吾辈手中消失。

  2004年,在各级领导的关心、支持下,杭州市中医院在清代名宅"梁宅"内成立了广兴堂国医馆,并以"传承中医文化,体验国医精华"为己任,积极致力于推广祖国医学文化精粹。广兴堂国医馆集中医药文物展示、中医传统疗法体验、中药药膳制作、中医养生保健产品研发、中医养生旅游等功能于一体,形成了一个全方位、多角度展示和体验中医药文化的有效载体。广兴堂国医馆开设有中医药文物展示馆,且已搜罗各类处方、行医用具、古医书,中药炮制加工用的石臼、铁船、研钵、铡刀以及存放中药的各种器皿和用于计量的盘秤、戥秤等实物近千件,而其中专题收集的近300块中医药牌匾最为同行所关注。

  中医药牌匾是我国牌匾中较为特殊的一个种类,除了有牌匾的基本常见元素外,它还包含了中医药文化的特有信息,从中我们可以窥见中医药文化的变迁,也能深切体会到中医药在人们生活中不可或缺的重要性。本书将搜集到的中医药牌匾大致分成三大类:一是医生诊室前所挂牌匾;二是药铺门口或中堂所挂的招牌;三是功德匾,也就是病人痊愈后送给医生的匾,有褒奖馈赠与歌功颂德的功能。每一块牌匾按照匾文、款式、时间或年代、释义、规格、材质、收集地等逐一予以介绍。这些牌匾各具特色,有的笔力遒劲、书法精湛,有的背后的故事令人唏嘘,有的涉及的人与物享有盛名,但也有部分牌匾因年代久远,加之原本字迹潦草,辨识非常困难。

  本书整个编写过程十分艰辛,限于目前已出版的关于牌匾的书籍很少,我们特意前往重庆的巴渝名匾文化艺术博物馆了解牌匾的基本知识,又向洛阳匾额博物馆的文物专家讨教牌匾的收藏和修复。我们竭尽所能辨认牌匾上的字迹，尽力将匾文释义全面、完整，但由于才疏学浅，因此面对浩瀚的中国传统文化和中医药文化，错误与疏漏之处在所难免，敬请各位读者批评指正。

在本书的编写出版过程中，杭州市卫生和计划生育委员会与杭州市中医院的各位领导给予了大力支持，此外要感谢谢莹、董虹、余耘天等同事对牌匾日常维护所花费的心血，感谢陈睿文以及我的学生寇智君、崔太松、申屠佳俊、李小梅、刘晨等为本书查找和收集各种资料，感谢潘劲草、俞闻军等摄影专家的精彩拍摄，还有浙江大学出版社金更达教授、冯其华老师的鼎力相助——有了你们的帮助，中医药牌匾的魅力才能精彩地展现在读者的面前。

在我们的共同努力下，杭州广兴堂中医药牌匾陈列馆已初具规模。希望在不远的将来，中国中医药牌匾博物馆能在美丽的文化名城——杭州展现。

2018年8月8日

目录

牌匾——中国传统文化的一种表达形式

功德匾

1

医师行医匾

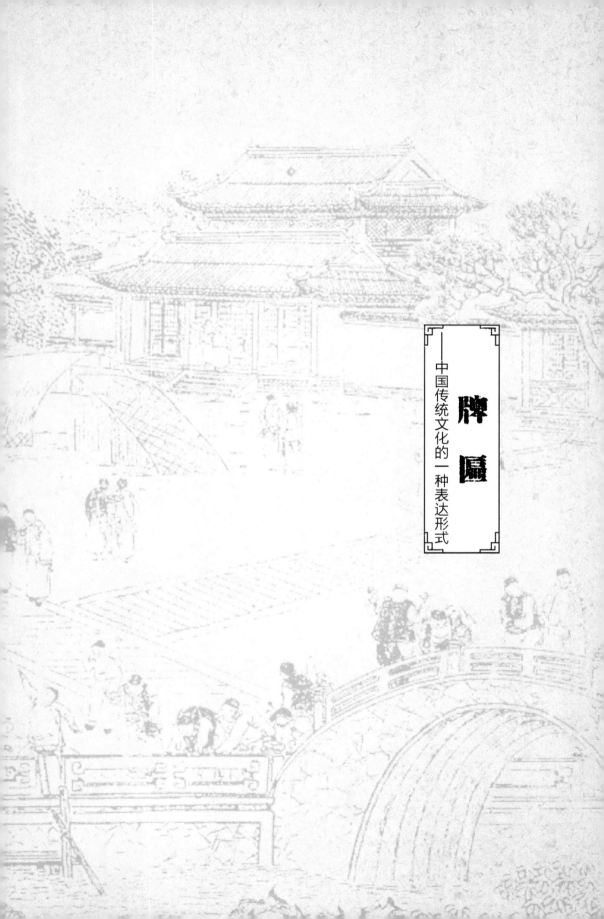

牌匾

——中国传统文化的一种表达形式

在世界文明发展史中,牌匾是一种极具中国特色的文化表达形式。作为一种历史悠久的传统艺术,牌匾融合在建筑艺术、装饰艺术、雕刻艺术之中,是将实用性和艺术性紧密结合的,集书法学、美学、文学、工艺学于一体的综合性艺术。另外,在中国,牌匾还作为一种具有商业传播性质的文化符号而被广泛应用于各类建筑,如宫殿、牌坊、庙宇、商号、园林宅邸等,它是中国民众喜闻乐见的一种艺术表现形式。它历史悠久、分类明确、内涵丰富、语言独特,具有一种超凡脱俗的魅力。牌匾的出现与汉语文字表达的独特性和唯一性有着极大的关联。它是一种高雅、尊贵的中国文字语言精品,是一种传承中国国学文化的载体。牌匾是中华文化的精华,通过对匾文进行解读,我们能感受到那个时代所承载的文化思想。而近代牌匾在今天已是一件件文物,它无时无刻不在讲述文物背后的故事,让我们重获时光留给我们灵魂的记忆。

一、牌匾的历史

牌匾,又称"招牌""匾额""铺匾"。关于牌匾的起源,历史上没有确切的记载,最初它是一种无字的布帘,后来在布帘上题写店铺名称,继而又以木板代替布帘,遂出现了后来常见的各式招牌。

牌匾大约在两汉三国时期产生,发展于唐宋,兴盛于明清、民国。牌匾最早出现于封建帝王的宫殿建筑上。据记载,西汉高祖年间,丞相萧何曾题写"苍龙""白虎"两榜榜书,这是我国历史上记载的第一块牌匾。后来,随着牌匾艺术的发展,其逐渐从宫廷延伸到文人士大夫的居处,之后又流传到民间百姓的日常生活中。相传唐代有一位叫李约的商人在洛阳建造了一座大宅,他在制作牌匾时,用的是南朝萧子云的飞白体"萧"字,取名为"萧斋"。其他还有如李沁的"端居室"、苏轼的"雪堂"、司马光的"独乐园"、倪云林的"清閟阁"等。在《清明上河图》描绘的场景中,店铺林立,当时市井很多店铺门前悬挂的横匾或使用的店招多以姓氏或经营的名牌产品为名,如清晰可辨的就有"刘家上色沉檀楝香""杨家应症""赵太丞家""神农遗术"等。这些牌匾无一不渗透到了百姓的日常生活中,同时也凝聚了人们的智慧,形成了当时的一种生活习俗。

在宋代以前,店招一般是作为店铺的标识而存在的,没有什么特殊的含义。至明清时期,店家开始宣传儒家"以义取利"的经商思想,此时的招牌不再以单调的姓氏、商品的名称或街坊的名字组成,而是包含丰富的思想文化内容。它主要通过名人题字来表达店家诚信的心愿,折射出传统的文化思想和浓厚的民族商业色彩。今天,牌匾依然作为一种现代化的店铺宣传手段得到广泛应用,许多家喻户晓、老少皆知的百年老店仍然以其独具一格的牌匾来打造自己的品牌,以名家题匾抬高身价。在现代社会,牌匾已不仅仅是一个门牌、一个堂号,它更多代表的是商家的信誉和服务,甚至是一个品牌的传播。

二、中医药牌匾的表现形式

中医药文化在我国有着悠久的历史,从原始社会开始,我们的祖先就采用中医中药来维护人体健康及保证种族繁衍。中医药文化是以哲学、宇宙观、生命观为基础的,它重视人与自然的关系。作为中华民族的传统医药,中医药在其发展过程中不断汲取中华文化营养,形成了独具特色的中医药文化,并成为我国非物质文化遗产的杰出代表之一。而我们日常所见的中医药牌匾,正是这浩瀚文化海洋中的一分子。

中医药类牌匾的演变是随着中医药学科的发展而逐步进入人们视野的。中医药类牌匾所包含的信息除体现了牌匾的基本常见元素外,还包含中医药文化的特有信息。通过对搜集到的近代中医药类牌匾进行整理、归纳、考证,我们将其大致分成以下三大类:一是医生诊室前所挂牌匾;二是药铺门口或中堂所挂的招牌;三是功德匾,也就是病人痊愈后送给医生的匾,其具有褒奖馈赠与歌功颂德的功能。除此之外,我们还搜集到少量开业时作为贺礼的牌匾以及纪念名医的碑文等,本书都将一一予以介绍。

(一) 医生诊室招牌类牌匾

招牌类牌匾一般是起标明商号的作用,民间通常将直的称为"牌",横的称为"匾"。东汉许慎所撰的《说文解字》这样释牌匾"扁,署也,署门户之文也",也就是在门户上方题字,以作为居室的标识。清末学者稽吉五在《金台杂俎》中对招牌进行了分类,即"匾、额、牌、幌、屏、壁、贴、报是也。横曰匾,竖曰额,壁挂有环为牌,瞻有绸为幌,固有招牌、招幌之分"。由此可见,牌匾也有许多不同的分类。牌匾自面世以来,其不断演变,当前正以丰富多样的形式展现在世人面前。

古时,医生与巫师常合二为一,医生行医没有固定场所,云游四海,走街串巷,多在集市上或至病人家中为病人诊疗,俗称"走方郎中",如有关名医扁鹊的许多传说都是在他云游各地行医后所留下的。当时的医生没有固定招牌,大多手执一布制"幌子"作为标志。据说"幌子"为"望子"的谐音,而"招牌"有"招财"之说。这是因为当时识字的人少,商家多以实物挂在门口为标志,如卖酒者悬酒一壶,鱼店则悬木鱼,而医者多悬药葫芦作为标志,正所谓"悬壶济世"也。

在唐宋以前,医生很少有固定的行医场所,故使用牌匾挂牌十分少见,加之牌匾以木质为多,无法长期保存,故保留下的有关这方面的牌匾资料较少,无从考证。唐宋以后,中医药行业发展较快,特别是中药行业非常发达,药铺林立,当时的医生大多为坐堂医生,医、药多为一体,前堂后店,单独以诊所挂牌的医生较少,所挂牌匾多以药店名或某某家来表示。《东京梦华录》中有关当时的街景有"柏郎中家,医小儿。大鞋任家,产科"这样的描述,说明那时的医家多采用以家为诊室的模式行医。清代以后,随着西方文化的传入,医生逐渐开始单独挂牌行医,医生招牌也开始挂在诊室门口的明显位置以吸引病人。我们搜集的牌匾也以这一类为主。

从搜集到的牌匾来看,医生行医招牌多为窄长形竖式,至民国后期,部分逐步演变为长方形。牌匾的书写格式也有一定规律,其信息中一般包含诊室所在地名、学术传承脉络(师父名或祖传)、医生名字、专业特长等。下面举例说明常用格式。

(1) 若有名医做师父来传承的医生,则其书写格式一般如"东南湾夏墨农夫子授姚子祥内外方脉",表明行医地点是东南湾,传授的师父是夏墨农,坐诊医生是姚子祥,医生特长是内外各科搭脉开方。

(2) 若医术是祖传的医生,则往往会以"祖传""世医"来表示他的出身,其书写格式如"润东祖传章荣耀先生专治外科",表明行医地点是润东,医生的学术传承是祖传,坐诊医生是章荣耀,医生专科特长是外科。再如"世医王星桥专治一切疔疮兼治咽喉杂症",就是以"世医"来表示他祖上就是医生的身份。

（3）若是没有名师传承也没有祖上继承的医生，则往往会以"国医"自称，如"国医黄子瞻先生方脉"，就表明他是中医名家黄子瞻，擅长搭脉开方。

（4）如果有的医生曾中过秀才、举人，那么常常会以"儒医"自命，表明他比一般的医生更有才学，如"儒医朱仰苏夫子授李味根大方脉"，从牌匾字面可以看出坐诊医生李味根是一个有才学的儒医，师父是名医朱仰苏，当然干的活还是搭脉开方。

（5）在民国后期，我国出现了专门的中医学校，开始时牌匾上会注明毕业学校以示其正规出身，牌匾也逐步变成长方形，如"广东广汉中医专门学校毕业国医关荣溢"，当时的名中医多以国医自居，该牌面表明名中医关荣溢是从广东广汉中医专门学校毕业，是经过专业训练的，与师带徒、祖传等传统模式培养的中医有所不同。

（6）有的医生以家为诊室，其挂牌牌匾就比较简单，如"中医叶孝传寓"，书写简单明了，路过的人一看就知道医生是在家中坐诊，且是24小时待命，要是病人晚上出现急症，家人直接到医生家里敲门便是。此外，还有一些牌匾非常普通，如"中医蔡同柏诊所""梁召平知医""医士许梧冈"等，虽然书写简单，但一目了然，估计这些医生在当地比较有名，牌子上只要报个名就足够了，用不着写上许多华丽的文字。

分析搜集到的医生诊室招牌我们可以发现，诊室牌匾的样式十分多样，这里仅列举了几项有代表性的，其余将在后面章节予以介绍。

（二）药铺招牌

旧时，药店通常会在店铺门口放置一块窄长的招牌，主要用于表示店铺的字号或名称，有的药店还会在门脸上方或店堂正上方多放置一块横牌匾。横匾是伴随着宽阔门面的大店铺的出现而出现的，店家为了显示豪华和气派，往往选用上好木材，制成与店铺门面齐长的门匾，并悬挂在店铺的正上方，用以招揽生意，显示实力。

宋代之后，我国的医药行业十分发达，药铺林立，医药类牌匾逐步开始出现。《东京梦华录·卷三·马行街北诸医铺》对医药铺及其专科多有记载，云："马行北去，乃小货行、时楼、大骨传药铺，直抵正系旧封丘门，两行金紫医官药铺，如杜金钩家、曹家、独胜元、山水李家，口齿咽喉药；石鱼儿、班防御、银孩儿、柏郎中家，医小儿；大鞋任家，产科。"

至明清时，中药经营商家非常注重店名招牌，尤其是药店店名更为考究。例如，明万历年间开设的药铺"千芝堂"的店名，取意自店内药目，该药目载"窃顾世有千芝，俾天下共登仁寿，而余心始慰耳"。又如，清代《汉口竹枝词·第三十四首》云："玻璃八盏夜灯明，药店全凭铺面精。市井也知'仁者寿'，招牌一半借山名。"药店老板知道《论语·雍也》中孔子所讲的"知（智）者乐水，仁者乐山。知者动，仁者静。知者乐，仁者寿"这段话，为了招揽顾客，他用"山"作为店名，写在招牌上，表明"仁者乐山""仁者寿"之意，标榜本店出售的药品能祛病、延年、益寿。

此外，有些著名的药铺还喜欢用创办人的姓名作招牌，如"叶开泰丸药""雷允上药店"等，这些人名招牌则标志着店铺悠久的历史传统和上乘的药品质量。

当然，也有一些特别俗的店名，但其效果却出乎想象。例如，汉口后湖三元殿一带的一家草药专卖店，其名出自《汉口竹枝词·第一五九首》云"其招牌曰'一把抓'，盖取治病速愈之意"。一些医生为招人眼球，经常在招牌上作出出奇制胜之举。《东京梦华录》描述南宋御医王继先祖上传有一份名叫"黑虎"的丹方，十分灵验，他借此便以"黑虎王家"作为店招，名闻退迩。

　　老字号"乐仁堂"药店的牌匾是横额中最有代表性的：南门匾为柳体"北平分此"，中门匾为"乐家老铺"，两旁配匾分别为"灵兰秘授""琼藻薪裁""丸散膏丹""人参鹿茸"。正式的店名牌匾"乐仁堂"悬挂于正门内柜台上方，苍老遒劲的颜体字特具文采，格外引人注目。

　　讲了那么多的著名牌匾，再来看看我们搜集到的近代药铺牌匾，从中可以发现这些药铺牌匾大多具有普通商家的牌匾特点，多为竖式招牌，有1米长的袖珍型，也有5米多长的超长牌，各种类型无不体现出当时药铺的各种规模。此外，在整理过程中我们还发现当时的人们对药铺的叫法也有很多种，这里简单作一描述。

　　（1）药店，如"恭兴和药店"，一般指零售药品的门市，其名称在清代出现，通常经营饮片和各种中药制剂。

　　（2）药室，如"永修园药室"，规模较小，一般指分条形装药和集中装药的房间。

　　（3）药局，如"利贞堂药局"，原多为官方设立，经营药品具有权威性。它属于医事组织，是宋代官方设立的专门经营药品的机构。我国是世界上最早开办国家药局的国家。早在1076年，北宋京师汴梁（今河南开封）就创建了第一个国家药店——官药局，主要负责制造成药和出售中药，其中以"医药惠民局""医药和剂局"最为著名。医药惠民局以卖药为主，医药和剂局主要是制药。明清时有"四大药局"之说，分别是北方药局"同仁堂"、西北药局"时济堂"、南方药局"胡庆余堂"、广东药局陈李济"杏和堂"。

　　（4）药栈，如"三和成药栈"。栈的意思是储存货物或供旅客住宿的房屋。药栈主要是经营中药材、奇花异草、中药饮片、按方抓药等，经营模式是经销批发。

　　（5）药房，如"王保和中西药房"，其名称由国外传入，以经营西药为多。有些中药店增加西药经营，就改称药房。药房主要销售西药、中成药、草药等各种药品。现代中药房是每家医院必设的一个科室。中药房内有药柜，并按照中药的药性、类别分门别类摆设；此外，还有中药制作、加工的场所。中药库则负责中药的采购和供应。

　　（6）药材局，如"普济堂药材局"，这是一家出售经销药材的店铺，其与药局的区别在于药材局主要以出售药材为主。

　　（7）药堂，以前中药店多称为"堂"，许多著名的药店都以某某堂命名。相传张仲景任长沙太守时，长沙连年流行瘟疫，每年都会死很多人。为了拯救黎民百姓，张仲景在公务繁忙的情况下，仍孜孜不倦地钻研医学，为民治病。他公然打破官府戒律，坐在办公的大堂上为病人诊脉开方，做到办公、行医两不误，曾在自己的名字前冠以"坐堂医生"四个字。后人崇敬张仲景的精湛医术和高尚医德，便仿效他，把在中药店行医的中医称为"坐堂医生"。"堂"的设置通常是一间小小的诊室内，一张方桌，一个脉枕。一位老中医坐于其内，即可运用望、闻、问、切等手段为病人诊断疾病，开方抓药。这种"前厅看病，后堂抓药"的方式，即成为沿袭千年的中医传统看病模式。

　　（8）药行，如"永泰药行"。"行"，指某些营利性药品经营机构，传统药行有批发药品的功能。现代药行与药房相似，区别在于药行无须有注册药剂师，只要注册成为公司即可开门做生意。

　　（9）药庄，如"孟邑俊秀堂药庄"。所谓"庄"，是商店的一种名称。从传统商业上讲，做大宗生意的才可称"庄"。药庄也就是门面较大、经营范围较广的药物经销集散地。

（10）药材商店，如"和瑞昌药材商店"。有的以药材批发为主，就直接写上药材、发行等字样，如"万生堂各省道地药材发行""延庆堂各省药材"。

综上所述，药店的经营者对药店的牌匾和称谓是十分讲究的，无论是店名用词还是书写篆刻、选材用料，无不体现出其财力。

（三）医生功德匾

旧时，医生为病人治疗疾病，如果是危重疑难疾病病人得以救治，为感谢医生的大德，他们会给予一定的报酬，特别感激的还会送上一块功德匾，以报重生之恩。功德匾一般以长方形为多，且以黑漆金字较常见，用金字题写醒目端庄，有的还配以艺术雕刻。旧时医生在当地通常都有一定的名望和地位，故这类牌匾多由当地名家题字，能工巧匠制作，医生把它悬挂在诊室内以提高其声誉。

我们搜集到的功德匾承继了中国传统匾额的基本属性，匾文字字精炼、内涵丰富，意达而义释。主要的匾文一般由三个或四个字组成。众所周知，在中国长期的历史文化积淀下，汉语词汇一个独具特色的分类就是惯用语和成语，即以三字或四字居多。人们已经习惯在三四字之间浓缩丰富的语义，寄托深挚的情感，同时这也是汉语诵读时划分句读的常用尺度。因此，牌匾用语多以三字、四字为式，既是这类用语本身的特征，也是汉语词汇上的特色体现。下面简单介绍医生功德匾的书写基本格式。

（1）主匾文。主匾文用于阐述医生医德高尚、技术高超，以四字为多，有赞美医生技术的，如"华佗再世""妙手回春""术精岐黄"等；也有歌颂医生医德的，如"佛手仙心""社会慈航""杏林春暖"等。

（2）附文。医生功德匾还有一个特点就是会将送匾的原因以小字形式一一加以叙述，有说明疾病治疗过程的，也有说明业绩功德的。例如，"社会慈航"一匾就对王龙章先生热心公益、博施济众的品德加以表彰。"外科圣手"一匾，病人胡联英用165个字把王龙章医生治疗疔疮的过程加以详细描述，以感谢其再生之恩。

（3）款识。款识分上、下款。上款一般写被授匾医生的姓名和曾任官职，医生名字前多冠以"大国手""大德望"等字样，以表明该医生精通医术，达到国内顶尖水平，德行威望超群。下款一般会写送匾人的职务、姓名、与医生的关系、送匾的年代和日期，如果是名家书写的，就会写上题匾人的姓名。当然，如果是请名家雕刻的，那么还会写上刻字人的姓名，以示贵重。

功德匾往往被医生和其家人高高悬挂在显眼位置，其数量越多，赠送人名气越大，就表明医生的医技越高超，人脉越广袤，它有时比外面贴的广告更具宣传效果。

三、中医药牌匾中的时间表达形式

要看懂一块牌匾所包含的丰富内涵，除要了解主匾文的含义外，还需了解匾中出现的年代时间等要素。如果一块匾的落款中有"光绪""乙未年""桂月"等字样，就表明送匾时间是光绪二十一年（1895年）八月。因此，如果想比较详细地了解一块牌匾，就必须清楚地知道它的制作年份，以便了解当时的社会情况，为考证提供依据。为方便查找，以下列举一些基本年份目录和天干地支（见表1）供大家参考。由于现在所保留的多为明清时期的牌匾，因此仅附录明清朝代纪元（见表2、表3）。

表1 天干地支排序表

01甲子	02乙丑	03丙寅	04丁卯	05戊辰	06己巳	07庚午	08辛未
09壬申	10癸酉	11甲戌	12乙亥	13丙子	14丁丑	15戊寅	16己卯
17庚辰	18辛巳	19壬午	20癸未	21甲申	22乙酉	23丙戌	24丁亥
25戊子	26己丑	27庚寅	28辛卯	29壬辰	30癸巳	31甲午	32乙未
33丙申	34丁酉	35戊戌	36己亥	37庚子	38辛丑	39壬寅	40癸卯
41甲辰	42乙巳	43丙午	44丁未	45戊申	46己酉	47庚戌	48辛亥
49壬子	50癸丑	51甲寅	52乙卯	53丙辰	54丁巳	55戊午	56己未
57庚申	58辛酉	59壬戌	60癸亥				

表2 明(1368—1644年)纪元表

太祖(朱元璋)	洪武(31)	戊申(1368年)
惠帝(朱允炆)	建文(4)*	己卯(1399年)
成祖(朱棣)	永乐(22)	癸未(1403年)
仁宗(朱高炽)	洪熙(1)	乙巳(1425年)
宣宗(朱瞻基)	宣德(10)	丙午(1426年)
英宗(朱祁镇)	正统(14)	丙辰(1436年)
代宗(朱祁钰)(景帝)	景泰(8)	庚午(1450年)
英宗(朱祁镇)	天顺(8)	丁丑(1457年)
宪宗(朱见深)	成化(23)	乙酉(1465年)
孝宗(朱祐樘)	弘治(18)	戊申(1488年)
武宗(朱厚照)	正德(16)	丙寅(1506年)
世宗(朱厚熜)	嘉靖(45)	壬午(1522年)
穆宗(朱载垕)	隆庆(6)	丁卯(1567年)
神宗(朱翊钧)	万历(48)	癸酉(1573年)
光宗(朱常洛)	泰昌(1)	庚申(1620年)
熹宗(朱由校)	天启(7)	辛酉(1621年)
思宗(朱由检)	崇祯(17)	戊辰(1628年)

*建文四年时成祖废除建文年号,改为洪武三十五年。

表3　清[爱新觉罗氏](1616—1911年)纪元表

清建国于1616年,初称后金,1636年始改国号为清,1644年入关。

太祖(爱新觉罗·努尔哈赤)	天命(11)	丙辰(1616年)
太宗(爱新觉罗·皇太极)	天聪(10)	丁卯(1627年)
	崇德(8)	丙子(1636年)
世祖(爱新觉罗·福临)	顺治(18)	甲申(1644年)
圣祖(爱新觉罗·玄烨)	康熙(61)	壬寅(1662年)
世宗(爱新觉罗·胤禛)	雍正(13)	癸卯(1723年)
高宗(爱新觉罗·弘历)	乾隆(60)	丙辰(1736年)
仁宗(爱新觉罗·颙琰)	嘉庆(25)	丙辰(1796年)
宣宗(爱新觉罗·旻宁)	道光(30)	辛巳(1821年)
文宗(爱新觉罗·奕詝)	咸丰(11)	辛亥(1851年)
穆宗(爱新觉罗·载淳)	同治(13)	壬戌(1862年)
德宗(爱新觉罗·载湉)	光绪(34)	乙亥(1875年)
爱新觉罗·溥仪	宣统(3)	己酉(1909年)

此外,中医药牌匾中还有许多不同的月份表达方式,列举如下(见表4),以供大家参考。

表4　月份别名表

一月:寅月　元春　王月　孟春　谨月　孟阳　上春　建寅　初岁　大簇　端月　肇岁　泰月　新月　履端　首春　元阳　献春　春岁　青阳　梦阳　芳岁　华岁　发岁　新正　三之日　三阳月　三微月　春月

二月:卯月　如月　令月　丽月　酣月　桃月　杏月　冷月　殷月　夹钟　仲春　竹秋　四阳月

三月:辰月　嘉月　花月　樱月　宿月　季春　暮春　杪春　姑洗　桃李月　五阳月

四月:巳月　余月　张月　槐月　中吕　清和　乏月　梅月　云月　鸟月　麦秋　夏首　始夏　蚕虫　孟夏　槐序

五月:午月　皋月　蒲月　鹑月　早月　桔月　端阳　仲夏

六月:未月　且月　焦月　伏月　荷月　暑月　林钟　晚夏　季夏　长夏　百钟　二阴月

七月:申月　相月　首秋　初秋　开秋　瓜月　兰月　凉月　巧月　桐月　夷则　兰秋　孟秋　肇秋　孟商　巧夕　三阴月　新秋

秋	八月：酉月 壮月 桂月 时月 南吕 清秋 中律 仲秋 仲商 正秋 剥枣 桂 四阴月 竹小春
序	九月：戌月 玄月 菊月 霜月 朽月 长月 无射 秒秋 季商 季秋 菊序 霜 末秋 梢秋
冬	十月：亥月 阳月 玄冬 上冬 初冬 立冬 良月 吉月 应钟 孟冬 小春 开 正阴月 小阳月

十一月：子月 畅月 纸月 黄钟 仲冬 龙潜 云半 冬半 风寒 芸生 日冻 天正月 一阳月

十二月：丑月 腊月 除月 严月 涂月 临月 季月 极月 大吕 嘉平 季冬 暮冬 岁杪 黄冬 晚冬 暮节 雕年 穷阴 穷冬 秒冬 地正月 二阳月

四、中医药牌匾中的职务表达方式

旧时，医生在当地都有一定的社会地位，有的是官场失意后转而拜师学医，正可谓"不为良相，即为良医"。中国素来有较重的官本位意识，故在送匾时往往把医生曾任官职写上，而送匾人也把自己的官职一字不落地写上，以显示其身份高贵。如果医生有一块高官或名流的题匾挂在诊室内，就会使诊室熠熠生辉。以下列举清代官职名目（见表5），以供大家参考。

表5 清代官职品级表（正一品至正八品）

品级	中央	地方	军官
正一品	太师、太傅、太保、三殿三阁（保和殿、文华殿、武英殿；体仁阁、文渊阁、东阁）大学士、领侍卫内大臣、掌銮仪卫事大臣	大学士兼管总督	领侍卫内大臣、掌卫事大臣、伊犁将军、绥远将军
从一品	太子太师、太子太傅、太子太保、少师、少傅、少保、协办大学士、各部院尚书（吏部、兵部、刑部、工部、礼部、户部、理藩院）、都察院左右都御史、提督九门步军巡捕五营统领（九门提督）、内大臣	总督（授兵部尚书、都察院右都御史）、漕运总督（授都察院右都御史）、河道总督（授都察院右都御史）、驻藏办事大臣（授兵部尚书）	驻防将军、都统、提督
正二品	太子少师、太子少傅、太子少保、内务府总管、銮仪卫使、大理院正卿	总督、山东巡抚、漕运总督、河道总督	八旗护军统领、（左、右）翼前锋统领、副都统、总兵
从二品	内阁学士、军机处散秩大臣、翰林院掌院学士、各部院左右侍郎	巡抚、布政使	副将

品级	中央	地方	军官
正三品	都察院左右副都御史、通政使、大理寺卿、詹事府詹事、上驷院卿、大理院少卿、太常寺卿	顺天府尹、奉天府尹、按察使	步军翼尉、一等侍卫、火器营翼长、健锐营翼长、前锋参领、护军参领、骁骑参领、武备院卿、参领、城守尉、参将
从三品	太仆寺卿、光禄寺卿	都转盐运使司盐运使、参政道	包衣护军参领、包衣骁骑参领、王府一等侍卫、游击、下五旗参领、协领、指挥同知、宣慰使、土游击
正四品	通政使司副使、鸿胪寺卿、大理寺少卿、太常寺少卿、太仆寺少卿、詹事府少詹事、都察院六科给事中	顺天府丞、奉天府丞、各省守巡道员、盐法道、副使道	防守尉、佐领、都司、指挥金事、宣慰使司同知、土都司、兵备道、代本
从四品	内阁侍读学士、翰林院侍读学士、翰林院侍讲学士、光禄寺少卿、国子监祭酒	知府、土知府、都转盐运使司同知、参议道、宣抚使、宣慰使司副使	城门领、包衣护军副参领、包衣骁骑副参领、包衣佐领、四品典仪
正五品	各部院郎中、太医院院使（宣统元年升正四品）、左右庶子、金事道、钦天监监正	直隶州知州、同知、土同知、顺天府治中、奉天府治中、监掣同知	步军副尉、步军校、关口守御、防御、守备、宣抚使司同知、千户、宣慰使司金事
从五品	鸿胪寺少卿、各部院部外郎、翰林院侍讲、翰林院侍读、詹事府洗马	各州知州、都转盐运使司副使、土知州	委署护军参领、委署骁骑参领、下五旗包衣参领、副千户、宣抚使司副使、招讨使、安抚使、长官司长官、河营协办守备、守御所千总
正六品	太医院左右院判（宣统元年升正五品）、内阁侍读、左右中允、主事、都察院都事	京府通判、土通判、京县知县、通判	蓝翎侍卫、整仪尉、亲军校、护军校、前锋校、鸟枪步军校、骁骑校、委署步军校、千总、宣抚使司金事、安抚使同知、招讨使司副使、长官司副长官、百户、土千总、门千总、营千总
从六品	左右赞善、翰林院修撰	土州同、州同、运判、理同	内务府蓝翎长、六品典仪、盛京游牧副尉
正七品	内阁典籍、主簿、评事、通政使、太常寺典簿司知事、太常寺博士、御医	知县、京县县丞、顺天府满洲教授、训导、土知县、县视学	城门吏、太仆寺马厂协领、把总、土把总、安抚使司副使
从七品	五官灵台郎、光禄寺典簿、布政使司都事、翰林院检讨、国子监博士、七品典仪	土州判、州判	卫千总、安抚使司金事

品级	中央	地方	军官
正八品	司务、司库、协律郎、国子监学正、太医院吏目	土县丞、县丞、库大使、按察使司知事、府厅学正、盐课司大使、盐引批验所大使、教谕	外委千总

从表5可以发现,清末太医院院使(院长)已是正四品官职。太医院左右院判(副院长)也有正五品官职,与知州同级,可见当时的医生地位还是很高的。

五、中医药牌匾的制作

中医药牌匾使用者往往有一种将匾传于子孙的想法,故牌匾都采用十分考究的硬木或石材制造。由于牌匾挂在楣上或墙上,不可经常摘下,或长期挂在户外,要经得起风吹日晒雨淋,因此其对材质的要求特别高,如金丝楠木、红木、柏木、榉木、桦木、阴沉木、香樟木以及各类杂木。越是名人、贵人所做牌匾,选材就越高级,木质越好,保留时间也越长。在川渝、云贵以及北方地区,人们在制作牌匾时习惯选用整块板材,无缝而美观,制作相对简单,也不易变形。而在江浙、徽赣一带,人们常用银杏木、杉木、松木制作牌匾,但所用材料小,拼接多,故质量就相对较差,难以保存。一般的中医药类牌匾厚度均在3～4厘米,而特别讲究的有时厚达10～12厘米。匾的规格以1.5～2.0米宽、0.8～1.0米高为多,而竖牌子就没有这么多标准,短的只有30厘米,而长的有5～6米之多。我们曾收到一块有6～7米长的招牌,当时一直在想以前怎么会有这么高的房子来挂这个招牌,后来偶尔在一本书上看到一张老照片,拍的是清末香港郊区的街景,其中有个药店虽然是个平房,但店老板把招牌绑在门口的长木杆上,高高地把招牌立在街边,很远就能看到,从而可以起到震撼性的广告效应。

同时,牌匾木材越高档,对做漆的要求也相对越高。牌匾做漆,旧时多用土漆,而土漆又分生漆和熟漆。生漆是从漆树上割下来的漆的浆汁,而浆汁经过熟制就成为熟漆。牌匾的制作过程很复杂,工序繁多,有上底粉、打模、加底色、丝绸布沾板、桐油膏灰、猪血打底,反复数次,然后上漆上光、擦亮,最后还要给匾文描金或描银。一般大的牌匾要用10两黄金打金箔,小的牌匾也要2两黄金左右;大匾要用土漆20斤以上,小匾也要10斤左右。这么复杂而精致的制匾程序需要花费很多工时,大匾往往要3个月以上,而小匾起码要十天半月,故每块牌匾都是制匾工匠们超高绝技的体现,来之不易。现在的牌匾多使用水性漆,而水性漆虽然环保,但置于室外其牢度和耐久性远不如以前的工漆,当然工艺水平更谈不上与旧时手工做活的漆工相比。中华传统文化中的许多传统工艺正一步步从我们身边消失,甚感痛惜。

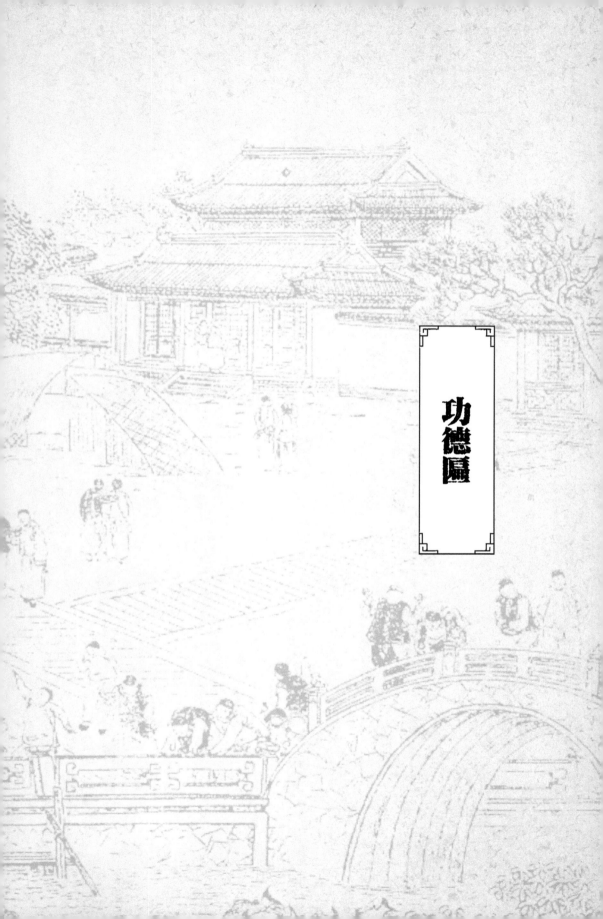

功德匾

一、典故类匾

匾文中用古代医学典故来赞颂医生医德高尚和医术高超。

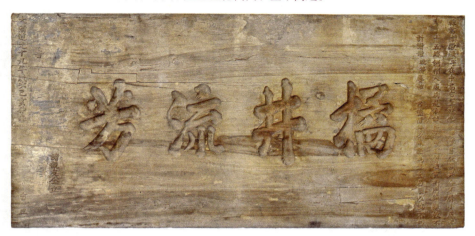

1 橘井流芳

【匾　文】 主匾文：橘井流芳

附文：韩君讳殿禄字在中,嵩右望族也,幼读儒书,聪颖异人,不屑小成,年十五,按例捐入成均,赴乡试,科不售,遂习岐黄之术,用药辄效,不计谢仪,晚等屡被君德,惜无以报,谨为竖立匾额,以志不朽。

【款　识】 上款：诸亲友全立

下款：大清道光十九年岁次己亥仲春吉旦

【时　间】 1839年农历二月

【释　义】 1. 译文：韩君,讳殿禄,字在中,是中原嵩山地方最大的家族,自幼习读儒家经典,聪明过人,不满足于小的成就。十五岁按照惯例进入当地官设学府,前往乡试考试,不中;于是学习医术,看病用药皆有成效,而且不计较病人酬金,晚辈皆受其庇荫,韩君德望无以为报,因此为其树立此匾额,来记载他的不朽功绩。

2. "橘井流芳"用来赞颂医生医德高尚。相传很久以前,有一苏姓人家的孩子从小非常喜欢修道,最终修成正果。他在将要登天时告诉其母,来年将会有一场大瘟疫,到时采园前橘叶一片,取檐下井水一升,煎煮服下可保证度过灾难。第二年,黄河缺口发大水,造成瘟疫横行。在危急之时,苏母猛然想起儿子的话,于是便照着儿子的话采下园前橘叶和屋檐下净水煎煮后让全家人服下,苏家人果然幸免于难。后苏母将此法传于家家户户,使一方百姓也度过瘟疫。后人遂用"橘井流芳"来传颂苏家人治病救人的高尚德行。

3. 仝,通"同"。

【规　格】 200厘米×96厘米×5厘米

【材　质】 木质

【收集地】 山东潍坊

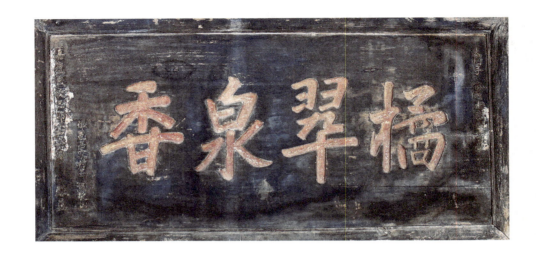

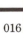 **2 橘翠泉香**

【匾　　文】 主匾文：橘翠泉香

【款　　识】 上款：大国手翁赵老先生寿世

下款：津邑吕家村吕鳌敬立

嘉庆岁次己卯嘉平月榖旦

【时　　间】 1819年2月

【释　　义】 1. 意同橘井流芳。

2. 榖旦（谷旦）：晴朗美好的日子。旧时常用为吉日的代称。在立碑或者立匾时比较常用。

【规　　格】 160厘米×80厘米×5厘米

【材　　质】 木质

【收 集 地】 天津

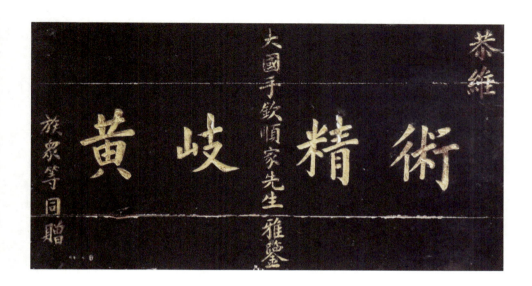

③ 术精岐黄

【匾　文】　主匾文：术精岐黄

【款　识】　上款：恭维大国手钦顺家先生雅鉴

　　　　　　下款：族众等同赠

【年　代】　清代

【释　义】　黄：指轩辕黄帝。岐：指岐伯，是黄帝的臣子。我国古代医学典籍《黄帝内经》中
　　　　　　《素问》部分以黄帝和岐伯问答的形式讨论病理，该书为后世中医学的发展奠定
　　　　　　了基础，后世常以"岐黄"称颂医者的医术精湛。

【规　格】　90厘米×50厘米×3厘米

【材　质】　木质

【收集地】　浙江

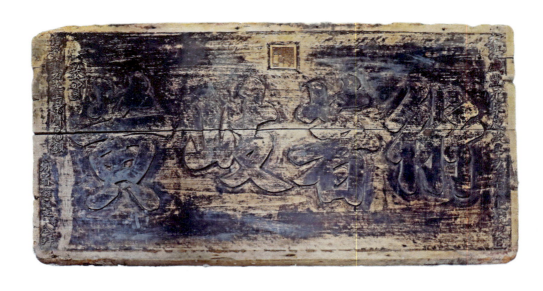

4 术著岐黄

【匾　文】主匾文：术著岐黄

【款　识】上款：大清咸丰元年岁次辛亥五月
上浣榖旦
下款：恭贺铎翁郝老先生荣膺匾额
乡眷薛继尧等仝拜

【时　间】1851年农历五月上旬

【规　格】125厘米×62厘米×3厘米

【材　质】木质

【收集地】河北邢台

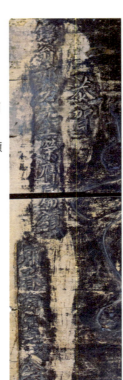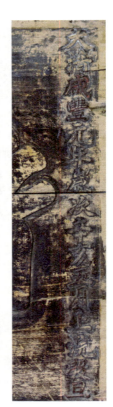

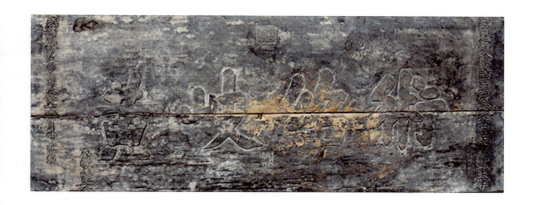

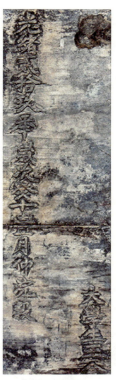

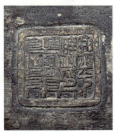

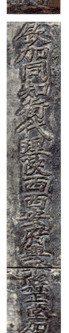

5 术绍岐黄

【匾　文】　主匾文：术绍岐黄

【款　识】　上款：钦加同知衔代理陕西西安府兴平县
　　　　　　　　正堂加五级纪录十次李
　　　　　　下款：大学生王金
　　　　　　　　光绪二十九年岁次癸十一月仲浣毂旦

【时　间】　1903年农历十一月中旬

【释　义】　1. 绍：继承，接续，这里表示医术继承岐伯
和黄帝两位中医鼻祖。

　　　　　　2. "同知"，为明清时期官名，为知府的副
职，正五品，因事而设，每府设一两人，无定
员。同知负责分掌地方盐、粮、捕盗、江防、
海疆、河工、水利以及清理军籍、抚绥民夷
等事务。同知办事衙署称为"厅"。

　　　　　　3. 加五级：清朝管制县令多为七品，往上
为从六品、正六品、从五品、正五品，加五级
即为正五品任职县令。

　　　　　　4. 兴平县，位于陕西关中平原腹地，咸阳市
西部，渭河北岸，与周至县隔渭河相望，古
称"犬丘"。1993年撤县设市，现为兴平市。

【规　格】　156厘米×60厘米×3厘米

【材　质】　木质

【收集地】　陕西

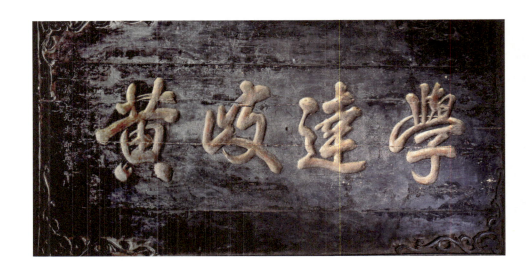

6 学达岐黄

【匾　　文】	主匾文：学达岐黄
【款　　识】	上款：嘉庆十二年岁次丁卯二月吉日　亲友等
	下款：翁张小先生即真
【时　　间】	1807 年农历二月
【规　　格】	203 厘米×109 厘米×4 厘米
【材　　质】	木质
【收集地】	河南

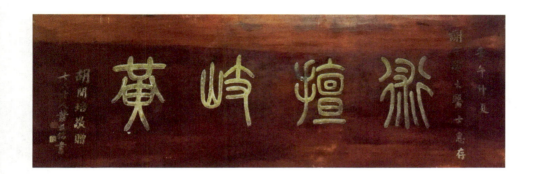

7 术擅岐黄

【匾　文】　主匾文：术擅岐黄

【款　识】　上款：壬午仲夏　谢子睿大医士惠存

下款：胡开培敬赠　七六老人叶为铭书

【时　间】　1942年农历五月

【释　义】　1. 叶为铭（1866—1948年），又称叶铭，字盘新，又字品三，号叶舟，徽州新安人；寄籍新州，居浙江钱塘（今杭州），为西泠印社创始人之一。光绪三十年（1904年），与丁仁、王禔、吴隐创建西泠印社，以"保存金石，研究印学"为宗旨。擅金石书画，素有朕虔三绝之誉。善书，尤擅篆隶，淳雅古朴，结体谨严，用笔凝练。精金石考据，曾多次返里访求古碑。治印宗法秦汉，对古玺、汉印、元朱以及近代皖浙诸家，皆悉心摹习，融会贯通，功力深厚，尤其是汉铸、五印一路能得古人精髓。晚年治细线元朱文、战国小玺，秀润遒劲、典雅自然。著有《七十回忆录》等。辑有《广印人传》《叶氏印谱成目》《列仙印玩》《铁花庵印集》《叶氏丛书》等，并编辑《西泠印社三十周年纪念刊》，偕吴昌硕精心选择审定《金石书画录》10册，其原件皆为西泠印社社员珍藏。

2. 胡开培，民国时杭州著名医生，当年在惠民街一带开设牙医诊所。

【规　格】　180厘米×70厘米×3厘米

【材　质】　木质

【收集地】　浙江杭州

8 青囊探奥

【匾　文】　主匾文：青囊探奥

【款　识】　上款：恭颂大国手书齐郝老先生仁闻永昭

下款：民国十四年岁次乙丑端月榖旦

【时　间】　1925年农历正月

【释　义】　青囊：①古代医家存放医书的布袋。②借指医术、医生。据《三国演义》记载，华佗倾毕生经历所作之书为《青囊书》。华佗因得罪曹操而被下狱，其被杀前，为报一狱吏酒肉侍奉之恩，将所用医书装满一青囊送与他，望其可以继承自己的医术。狱吏取之并藏于家中，十天之后，华佗死在了狱中。狱吏买棺葬了华佗，辞役回家，想拿出《青囊书》学习，却见他的妻子正在焚烧那本医书。狱吏大吃一惊，连忙抢夺过来，可是全书已被烧毁，只剩得最后一两页，因此《青囊书》没有流传下来。据此，后人称中医为"青囊"。

【规　格】　210厘米×130厘米×5厘米

【规　格】　木质

【收集地】　浙江

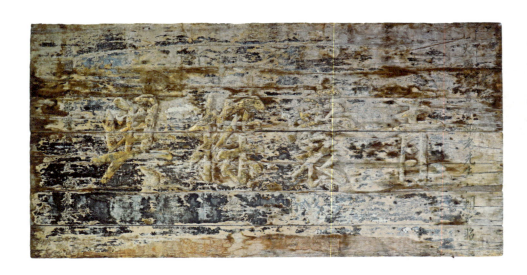

9 杏林春暖

【匾　文】 主匾文：杏林春暖

附文：族人　亲友万吉　天章　天文　清杰　清元　清汉　清海　清圣　清江　清吉　清真　清怀　清芳　玉瑞　福仁　福从　福金　福贞　福本　福寿　福田　福兰　兴照　维和　维德　振清　元龙　林升和　张元德　于振德　梁永贵　永清　永和　毛心平　郝际昌　樊国光　周荣昌　荣芝　杨全喜　全礼　景春　景富　景荣　太运　太隆　景哲　俊芝　殿旺　李清海　汤同寅　克中　来顺　仝拜

【款　识】 上款：恭颂大国手芝俊杨老先生

下款：中华民国五年季秋中浣榖旦

【时　间】 1916年农历九月中旬

【释　义】 杏林春暖：称颂医家高尚的品德和精良的医术，来源于《神仙传》。相关人物：董奉（220—280年），字君异，侯官（今福州市长乐区）人。少时治医学，医术高明，与南阳张机、谯郡华佗齐名，并称"建安三神医"。董氏医德高尚，对所治愈的病人只要求在其住宅周围种植杏树，以示报答。日久郁然成林，董氏每于杏熟时于树下作一草仓，如欲得杏者，可用谷易之。董奉以所得之谷赈济贫穷之人，后世以"杏林春暖""誉满杏林"称誉医术高尚的医学家。据载，今江西九江董氏原行医处仍有杏林。

【规　格】 130厘米×80厘米×5厘米

【材　质】 木质

【收集地】 浙江

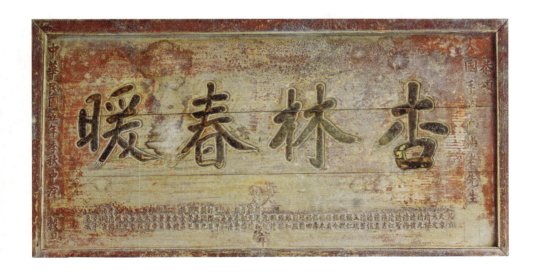

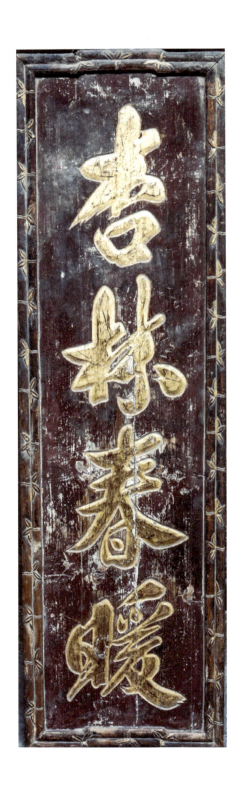

10 杏林春暖

【匾　文】	主匾文：杏林春暖
【规　格】	清代
【规　格】	146厘米×42厘米×3厘米
【材　质】	木质
【收集地】	浙江

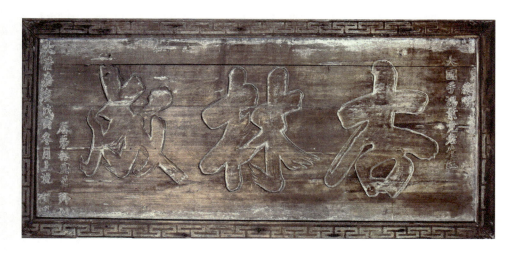

11 杏林成

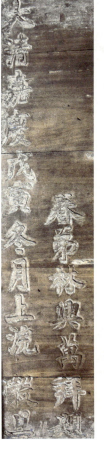
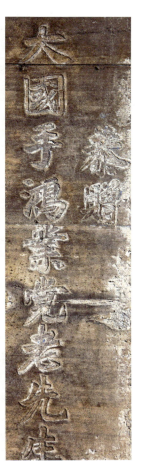

【匾　文】	主匾文:杏林成
【款　识】	上款:恭赠大国手鸿业党老先生
	下款:眷弟林兴万拜题
	大清嘉庆戊寅冬月上浣
	穀旦
【时　间】	1818年农历十一月上旬
【规　格】	170厘米×80厘米×5厘米
【材　质】	木质
【收集地】	江西

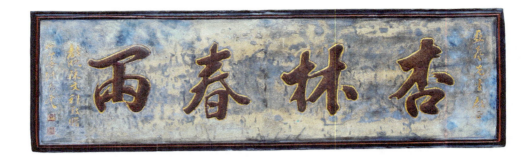

12 杏林春雨

【匾　文】　主匾文:杏林春雨
【款　识】　上款:亚岚先生敬正
　　　　　　下款:教晚陈文科敬赠
　　　　　　　　　心芜纯长书
【年　代】　民国
【规　格】　137厘米×39厘米×2厘米
【材　质】　木质
【收集地】　安徽

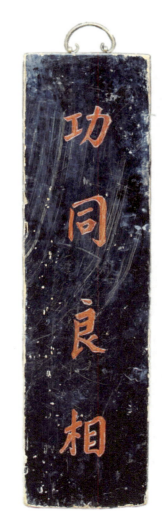

13 功同良相

【匾　文】　主匾文:功同良相
【年　代】　清代
【释　义】　形容医生救死扶伤的功劳,等同于一个好的丞
　　　　　　相。清道光年间活跃于新安医林的婺源名医汪
　　　　　　启时,人称"神医"。道光八年,婺源县知事朱元
　　　　　　理赠其一块匾额,题曰"功同良相",匾文取自范
　　　　　　文正"不为良相,便为良医"之语。
【规　格】　70厘米×20厘米×2.5厘米
【材　质】　木质
【收集地】　浙江

德同良相

【匾　文】　主匾文：德同良相

附文：乡党　亲友郭清　施成　施兰　温成　施益　刘生荣　施德寿　高子辛　封长年　刘怀春　刘生禄　施德福　施玉林　施彦昌　任万有　施计重　施计金　施计云　施彦平　刘生旺　樊吉云　刘生福　闫智金　闫满迪　施振海　施登云　狄越敏　杨宗禄　施应春　杨登云　刘五三　施广　施秉　郭正　郭恒　施铎　施礼　仝拜

【款　识】　上款：恭为大国手聘三先生大人仁术

下款：光绪八年岁次壬年暑月穀旦立

【时　间】　1882年农历六月

【释　义】　古人称"不为良相，便为良医"。

【规　格】　220厘米×110厘米×4厘米

【材　质】　木质

【收集地】　浙江

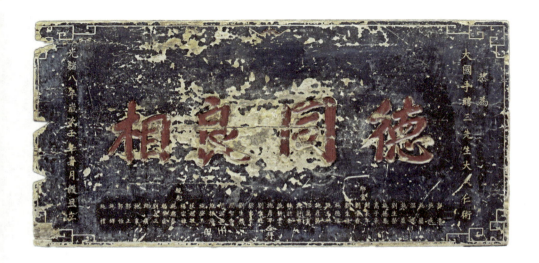

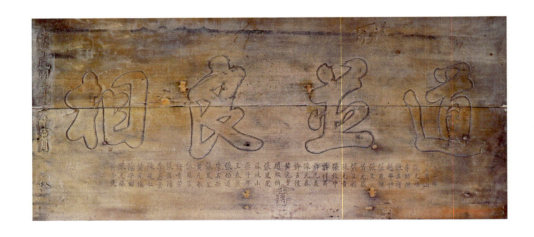

15 道并良相

【匾　文】 主匾文:道并良相

附文:马宗祥　买万山　陈元禄　李绍弼　张生礼　赵学诗　张凤瑞　张生永　黄元盛　张生彩　陈元吉　张致中　许祥升　许光义　陈元春　许占侯　黄元贵　赵熙伯　张凤筐　苏岐山　原子箫　王泰然　张恒道　康其新　张凤笙　黄元春　张凤箴　许贵荣　张生阳　李恩崇　陈廷仁　黄元儒　陈守田　陈元福　许合先　仝拜

【款　识】 上款:大国手子嘉老先生雅鉴

下款:中华民国二十六年寅月毂旦

【时　间】 1937年农历正月

【规　格】 170厘米×77厘米×3厘米

【材　质】 木质

【收集地】 河南

壶中天

【匾　文】　主匾文：壶中天

【款　识】　上款：恭颂化育堂田老先生仁术

　　　　　　下款：友谊杨兴泰　徐湘云仝立

　　　　　　　　　光绪戊戌秋月榖旦

【时　间】　1898年农历七月

【释　义】　1. 壶，指古代医生装药的容器。古代医者行医时会在药铺外面挂一药壶，指示此处为看病治病之所，后人就把医生治病称为悬壶。壶中天亦指壶中自有天地，称颂医者医术高妙。据传说：东汉时有个叫费长房的人，一日，他在酒楼饮酒解闷，偶见街上有一卖药的老翁，悬挂着一个药葫芦兜售丸散膏丹。卖了一阵，街上行人渐渐散去，老翁就悄悄钻入了葫芦之中。费长房看得真切，断定这位老翁绝非等闲之辈。他买了酒肉，恭恭敬敬地拜见老翁。老翁知他来意，领他一同钻入葫芦中。他睁眼一看，只见朱栏画栋，富丽堂皇，奇花异草，宛若仙山琼阁，别有洞天。后来，费长房随老翁十余日学得方术，临行前老翁送他一根竹杖，骑上如飞。返回故里时，家人都以为他死了，原来已过了十余年。从此，费长房能医百病，驱瘟疫，令人起死回生。

　　　　　　2. 化育堂：清光绪年间，普陀山办化育堂，由僧医施诊，为浙江普陀山佛教医业普济医院的前身。

【规　格】　76厘米×35厘米×2厘米

【材　质】　木质

【收集地】　浙江

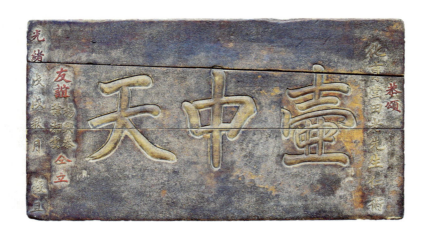

二、名医类匾

匾文中以古代名医的名字来称赞医生医术高明。

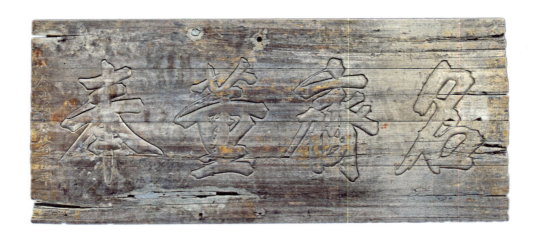

17 名齐董奉

【匾　文】 主匾文:名齐董奉

【款　识】 下款:屏山弟袁从柏首拜

【年　代】 清代

【释　义】 董奉,东汉名医,生平见"杏林春暖"释义。

【规　格】 183厘米×80厘米×3厘米

【材　质】 木质

【收集地】 浙江

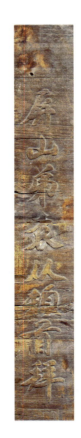

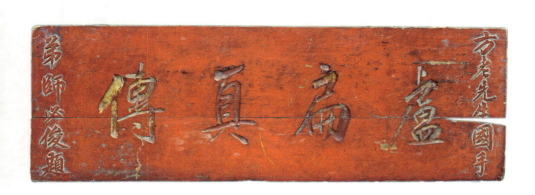

18 卢扁真传

【匾　文】　主匾文：卢扁真传

【款　识】　上款：方老先生国手

　　　　　下款：弟师必俊题

【年　代】　清代

【释　义】　卢扁：姓嬴，战国时名医扁鹊，因家住卢国，故人称"卢扁"。

　　　　　扁鹊，名越人，又号卢医，战国时期名医。因其医术高超，故被认为是神医，当时的人们借用上古神话黄帝时的神医"扁鹊"的名号来称呼他。少时学医于长桑君，尽传其医术禁方，擅长各科。在赵为妇科，在周为五官科，在秦为儿科，名闻天下。扁鹊奠定了中医学的切脉诊断方法，开启了中医学的先河。相传中医典籍《难经》为扁鹊所著。

【规　格】　99厘米×33厘米×2厘米

【材　质】　木质

【收集地】　浙江

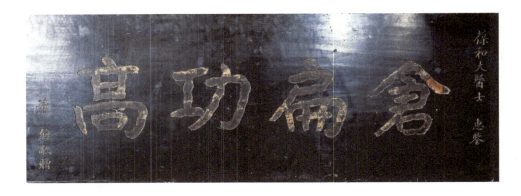

19 仓扁功高

【匾　文】主匾文:仓扁功高
【款　识】上款:葆和大医士惠鉴
　　　　　下款:萧然敬赠
【年　代】民国
【释　义】仓扁:太仓、扁鹊的并称,均为名医。太仓,齐国人,姓淳于名意。年轻时喜好医术,后向同郡元里公乘阳庆拜师学习医术,深得阳庆喜欢。阳庆把自己掌握的秘方全给了太仓,并传授给他黄帝、扁鹊的脉书,观察面部不同颜色来诊病的方法,使他预先知道病人的生死,决断疑难病症,判断能否治疗,以及药剂的理论。3年之后,太仓为人治病,预断死生,多能应验。
【规　格】150厘米×65厘米×3厘米　　【材　质】木质　　【收集地】浙江

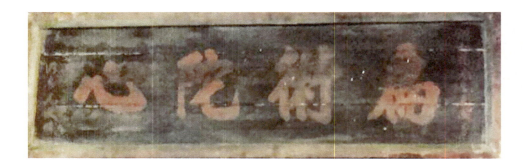

20 扁术陀心

【匾　文】主匾文:扁术陀心　　　　　　【年　代】民国
【释　义】"扁"指扁鹊,"陀"指华佗。　　【规　格】133厘米×50厘米×4厘米
【材　质】木质　　　　　　　　　　　【收集地】江西

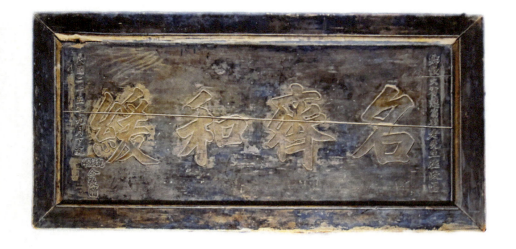

21 名齐和缓

【匾　　文】 主匾文：名齐和缓

【款　　识】 上款：乡饮大宾懋翁刘老先生德政匾

下款：亲友族邻仝敬赠

民国二十五年九月下浣

【时　　间】 1936年农历九月下旬

【释　　义】 和缓喻指良医。医和、医缓，为春秋时秦国两个名医。医缓稍早于医和，后人常并称之为"和缓"，也多用和缓来称颂医者医术高明。在《国语》《左传》中就记载有他们的事迹，"病入膏肓"的典故与医缓相关，而比较成熟的"六气致病"理论最早是由医和提出来的。据《左传》记载，医缓为晋景公治病时，诊脉后说："病位在肓之上，膏之下，攻之不可，达之不所及，药不至焉，不可为也。"意思是说该病非常难治。其后不久，晋景公便去世，后人也将"病入膏肓"来形容病之难治。《左传》记载，医和为晋平公诊病时还提出了著名的"六气致病学说"，与《黄帝内经》风、寒、暑、湿、燥、火六淫学说有着较为明显的学术渊源关系，可能是六淫学说的"早期版本"。

【规　　格】 190厘米×100厘米×6厘米

【材　　质】 木质

【收 集 地】 浙江

【匾　文】 主匾文:张孙遗范
【款　识】 下款:凯江刘继真寓
【年　代】 清代
【释　义】 1. 张孙:"张"指张仲景;"孙"指孙思邈。遗范:指前人遗留下来可作楷模的法式、规范、标准等。张孙遗范:指医术如张仲景、孙思邈一样高超。

2. 孙思邈(581—682年),京兆华原(今陕西省铜川市耀州区)人,唐代医药学家,被后人尊称为"药王"。代表作有《千金要方》《千金翼方》。

3. 张仲景,东汉末年著名医家,被称为"医圣"。曾担任长沙太守,有"张长沙"之称。其广泛搜集医方,撰写了传世巨著《伤寒杂病论》。他确立的辨证论治和六经辨证治疗原则深受历代医家的推崇,为中医事业做出了巨大贡献。"坐堂"一词的由来便与张仲景有关。相传张仲景在任长沙太守期间,正值疫疠流行,许多贫苦百姓慕名前来求医。他一反封建官吏的官老爷作风,对前来求医者总是热情接待,细心诊治,从不拒绝。开始时他是在处理完公务之后,在后堂或自己家中给人治病;后来由于前来治病者越来越多,使他应接不暇,于是他干脆把诊所搬到了长沙大堂,公开坐堂应诊,首创了名医坐大堂的先例。他的这一举动,被传为千古佳话。后来,人们为了怀念张仲景,便把坐在药店内治病的医生通称"坐堂医"。

【规　格】 61厘米×24厘米×2厘米
【材　质】 木质
【收集地】 浙江

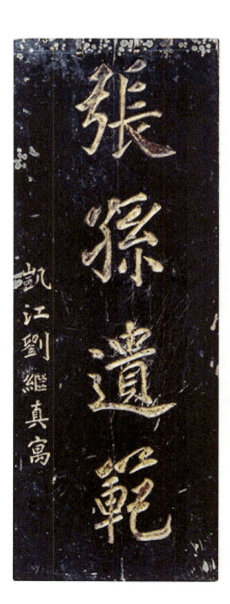

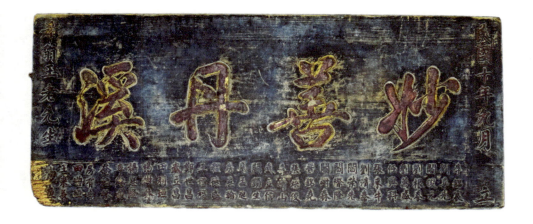

23 妙善丹溪

【匾　文】　主匾文：妙善丹溪

附文：李铭宸　刘喜光　阎俊元　刘根泰　刘万盛　任兴科　张来牛　刘清泰　阎荣先　阎际隆　阎树森　晋铭尧　张培俊　奇清山　武立信　阎锁生马孟起　房恩翰　程德盛　王增福　郑世昌　武立昌　田利垣　杨树林　杨恩隆　李兴盛　乔福林　房有吉　田增垣　王来义

【款　识】　上款：民国十年九月立

下款：希翁王老先生功德

【时　间】　1921年农历九月

【释　义】　1. 善，本义"吉祥"，做形容词用有"高明、擅长"等意。

2. 丹溪，指朱丹溪。朱丹溪（1281—1358年），字彦修，名震亨，婺州义乌（今浙江金华义乌）人。因家乡有条美丽的小溪叫丹溪，故他死后，人们尊称他为丹溪翁。由于他医术高明，治病往往一帖药即见效，因此人们又称他"朱一帖""朱半仙"。朱丹溪倡导滋阴学说，创立丹溪学派，对祖国医学贡献卓著，后人将他和刘完素、张从正、李东垣一起，誉为"金元四大医家"。妙善丹溪，是称颂这位医生的医术绝妙，像朱丹溪一样高明。

【规　格】　160厘米×75厘米×3厘米

【材　质】　木质

【收集地】　浙江

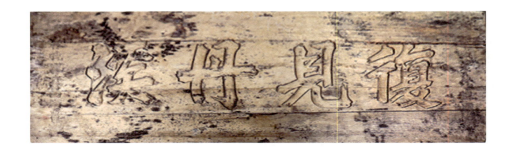

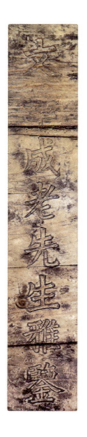

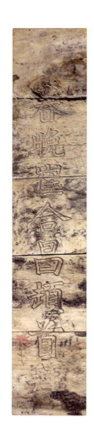

24 # 复见丹溪

【匾　文】　主匾文：复见丹溪

【款　识】　上款：文华成老先生雅鉴

　　　　　　下款：眷晚崔合昌顿首拜

【年　代】　清代

【释　义】　眷晚：两家结为婚姻以后，对
　　　　　　于长辈者称眷翁，自称眷晚
　　　　　　生。

【规　格】　206厘米×85厘米×5厘米

【材　质】　木质

【收集地】　浙江

25 普济有灵

【匾　文】主匾文：普济有灵
【款　识】上款：弟子张开洽　长成　张逢春　何公宏敬
　　　　　中款：酬
　　　　　下款：光绪十一年吉旦
【时　间】1885年
【释　义】1. 普济：一为普遍济助之意；二为人名，唐代医家、僧人。此处应为第二种解释。
　　　　　2. 吉旦：一指农历每月初一；二是泛指吉祥的日子。
【规　格】67厘米×27厘米×2厘米
【材　质】木质
【收集地】浙江杭州

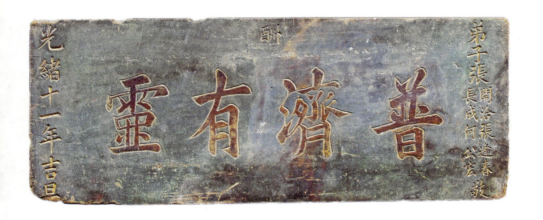

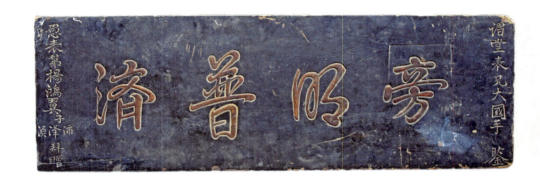

26 旁明普济

【匾　文】主匾文：旁明普济
【款　识】上款：谓堂表兄大国手鉴
　　　　　下款：愚表弟杨鸿翼子涣　泽　沛拜赠
【年　代】清代
【规　格】97厘米×32厘米×3.5厘米
【材　质】木质
【收集地】浙江

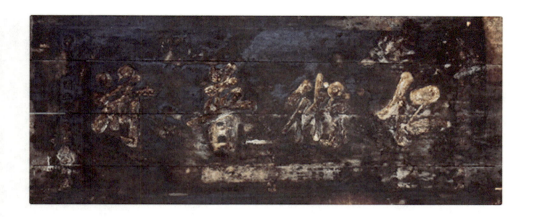

27 仁术普济

【匾　文】	主匾文:仁术普济
【款　识】	上款:恭颂大恩师道杰李老先生座右
	下款:中华民国二十四年正月六日立
【时　间】	1935年农历正月初六
【规　格】	214厘米×93厘米×3厘米
【材　质】	木质
【收集地】	浙江

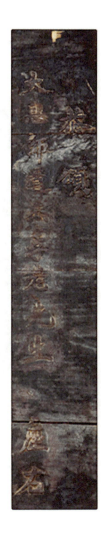
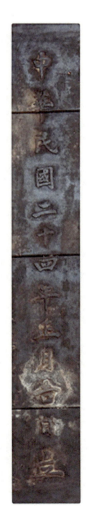

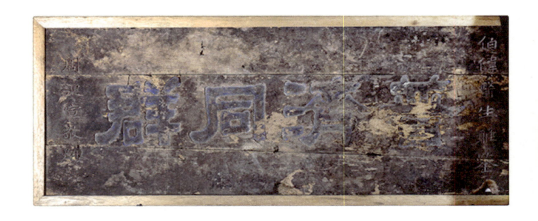

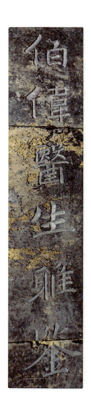

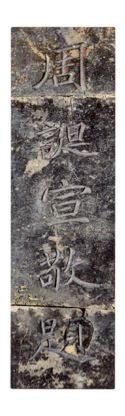

28 普济同群

【匾　文】 主匾文:普济同群

【款　识】 上款:伯伟医生雅鉴

　　　　　 下款:周诞宣敬题

【年　代】 清代

【规　格】 138厘米×56厘米×4厘米

【材　质】 木质

【收集地】 浙江

三、叙事类匾

此类牌匾除了主匾文外，还有附文来解释赠匾的原因及赞颂医者的德行。

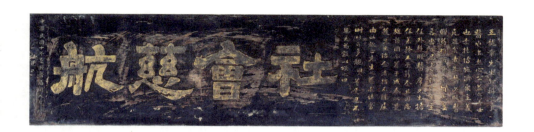

 社会慈航

【匾　文】 主匾文：社会慈航

附文：王龙章先生外科之良医也，亦热心公益之善士也。素抱博施济众主义，凡遇贫者求医，必赠医馈药。维所费不赀，亦无吝啬。鄙局去年请先生主任外科赠医之席，先生担任义务不受薪金，且因症施药罔不着手成春，以是获先生治愈者指不胜屈。由此观之，先生之艺求诸当时何可多观。同人等受恩不忘，爰为额以颂之曰。

【款　识】 下款：中华民国十年春赠医局同人题赠

【时　间】 1921年春

【释　义】 1. 译文：王龙章先生是一位医术很高明的外科医生，也是热心于公益事业的慈善之人。平常抱着对群众以恩惠和接济的精神，只要遇到贫困的人来看病，一定会免费看病、免费开药，所花费的钱财不计其数，也没有什么舍不得。医局去年聘请先生任外科医师，赠予医师职位。先生认为这是义务所在，不接受任何报酬，且在治病中对症开药，没有不能治好的病，所以先生治愈的病人多得数不胜数，由此可见先生的医术。当时那么多人就诊，受过先生恩惠的人不忘恩情，只能以牌匾来歌颂先生的医德。

2. 慈航：佛家语，指将通往解脱的道路指引给众生，使众生得到安乐。

【规　格】 280厘米×73厘米×4厘米

【材　质】 木质

【收集地】 广东

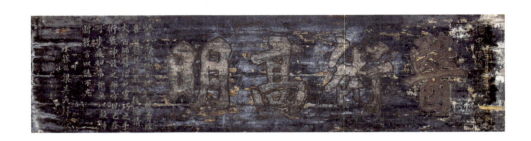

30 医术高明

【匾　文】主匾文：医术高明
附文：妇人不慎跌歪骐麟较骨，经各名医诊治无效后延请大医师医治，施灵巧之手术，敷神效之药方，现已痊，可步履如常，愧无以报，特赠数言以志不忘。

【款　识】上款：杨忠侠跌打医师惠存
下款：水藤畔龙社梁吴氏拜献

【年　代】民国

【释　义】译文：妇人不慎跌倒，骐麟骨绞折，经过多位有名医生治疗后无效，后来请来杨忠侠大医师医治，施以巧妙的手法治疗，外敷神奇的药物，现在已经痊愈，可如平常一样走路，惭愧无以为报，特地赠几句话，我将永远记得先生的恩德。

【规　格】220厘米×60厘米×4厘米

【材　质】木质

【收集地】浙江

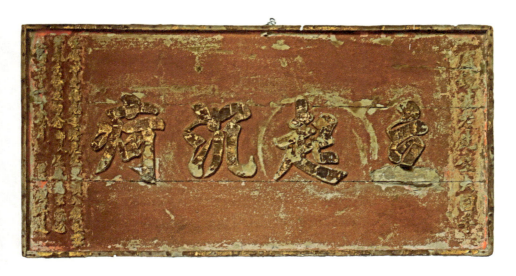

31 立起沉疴

【匾　文】 主匾文：立起沉疴
　　　　　附文：症系冲受梅花毒疮，危在
　　　　　臾须，入癫多蒙老先生，医立即
　　　　　愈，鄙人及感恩不忘也。
【款　识】 上款：卢镜波老先生大国手
　　　　　下款：民国二十二年十月
　　　　　　　　黄契拜送
【时　间】 1933年农历十月
【释　义】 1. 译文：感染梅毒，症状逐渐加
　　　　　重，蒙受卢镜波老先生医治后痊
　　　　　愈，鄙人感恩之情永不忘。
　　　　　2. "沉疴"指顽症、老病，拖延长
　　　　　久的重病，难治的病。"立起"指
　　　　　立即得到好转。
【规　格】 91厘米×45厘米×3厘米
【材　质】 木质
【收集地】 浙江

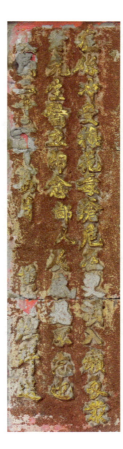
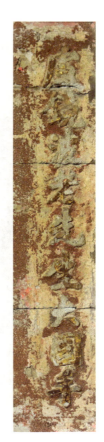

32 **神乎其技**

【匾　文】主匾文：神乎其技

附文：余等昨患目疾，叠经中西诊治，愈趋沉重，几乎失明，幸遇先生施以神术，不药而瘳，还我光明，实恩同再造，爰拟神乎其技四字用撼酬，悃略竭愚忱。

【款　识】上款：大神化刘云普先生雅鉴

下款：游质文　宏志谦　夏国卿　袁志文　赵席珍　梁玉成　王世川　刘清山　秦南□　赵致中

【年　代】清代

【释　义】1. 译文：我昨日患眼病，先后经中、西医诊治后症状加重，几乎失明，幸亏遇到先生救治，未曾服药便痊愈，使我重见光明，这样的恩情如同再造之恩，于是写"神乎其技"四个字表示报答，略表自己诚恳的谢意。

2. 瘳（chōu）：病愈。悃（kǔn）：诚恳。爰：于是。神乎其技：形容技艺或手法十分高明，此处形容医术高明。

【规　格】175厘米×85厘米×4厘米

【材　质】木质

【收集地】浙江

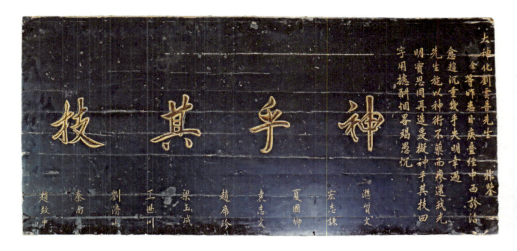

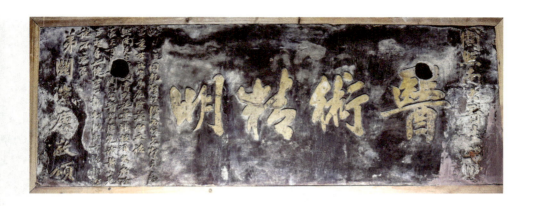

33 医术精明

【匾　　文】 主匾文：医术精明

附文：昨日小儿因干惊水泻而转
总惊之症，用药无效，实属危险
万分。延佑照南先生珍视当即
施药灌救，须臾病除，夫可见照
南先生医学深究，诚医小儿之圣
手也，愧无以报，特助数言酬谢
以志不忘焉。

【款　　识】 上款：关照南大医生

下款：弟关崇廪敬颂

【年　　代】 民国

【释　　义】 译文：昨日我儿子因为惊吓转为
惊风之症，用药无效，非常危
险。后照南先生立即用药灌救
治，立刻病就好了。照南先生对
医学深入研究，实为医治小儿高
手，惭愧没有什么能报答的，寥
寥数语感谢，以示永生不忘。

【规　　格】 110厘米×44厘米×3厘米

【材　　质】 木质

【收 集 地】 四川

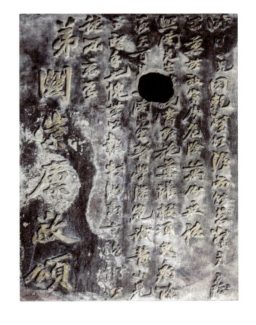

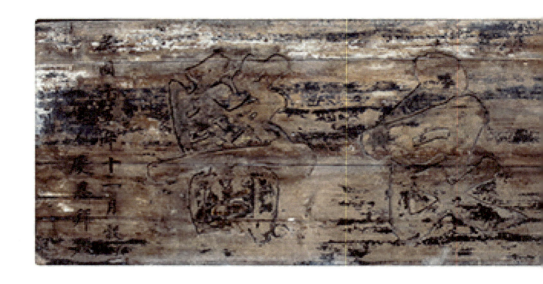

【款　识】 下款:里人庆恩拜题

　　　　　　民国十五年十一月榖旦

【时　间】 1926年农历十一月

【释　义】 1. 译文:医术高明。乙丑年农历二月,妻子突然得了重病,很多医生看了都没有

　　　　　效果。妻子卧床不起,幸好得到了秀长家先生医治与调理,诊断为瘪痧,一剂药

　　　　　下去汗出、便下,再服一剂药后吐出满满的一杯瘀血,第三剂药服完后毒邪从整

　　　　　个身体发出,病突然转好,后再用清热解毒养阴的药后疾病痊愈。我妻子生命垂

　　　　　危,药居然能奏效,真是医术神奇。老话说读书人不能成为好的丞相,就当高明

　　　　　的医生,先生具备了这些。先生(医馆)开业我用此来表达不忘先生之恩。

　　　　　2. 瘪痧不是一个独立的病症,它是中医"整体观念"理论中的一个各种热性病总

　　　　　称,痧症发生通常表现为热毒的临床综合症状。瘪痧指内脏热毒、五经热渍通过皮

　　　　　肤散发出来,使皮肤出现红疹等症状,大块为瘪,细红为痧,合为"瘪痧"。

　　　　　3. 乙丑仲春:指1925年农历二月。

【规　格】 190厘米×60厘米×3厘米

【材　质】 木质

【收集地】 浙江

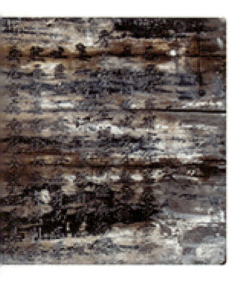

34 良医

【匾　文】　主匾文：良医

附文：著手回春。乙丑仲春荆室猝患
危急重病，叠医罔效，咸皆不起，幸得
秀长家先生调治，断系癍痧役毒，一
药而汗下，兼行再药而衄吐盈盅，三
药毒发遍身而病霍然，再清毒育阴而
愈。夫以荆室垂危重病竟能奏效，如
是其神远。古语云儒者不能为良相，
当为良医，先生其有以也，兹当开业
用志不忘。

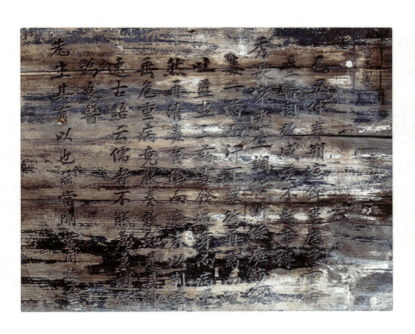

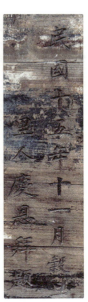

良医

【匾　文】 主匾文：良医
附文：次媳致病，重势难求药。厥后请罗先生诊治，洞悉病源，即庆回生，真良医之妙手焉。

【款　识】 上款：罗德辅先生大国手
下款：陇头李永津拜赠

【年　代】 民国

【释　义】 译文：二子媳妇患病，病重难救治。后来请罗先生诊治，清楚地了解病情，随即医治，疾病痊愈，真是医术高明啊。

【规　格】 90厘米×47厘米×2厘米

【材　质】 木质

【收集地】 广东

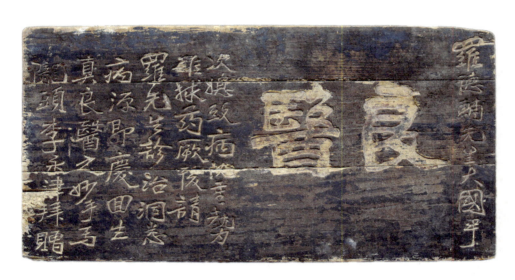

外科轩辕

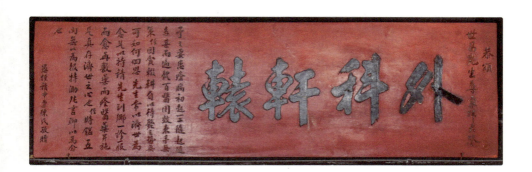

【匾　文】　主匾文:外科轩辕

附文:予之妻患疮病,初起一二,随起随多甚而遍体,百医罔效,束手无策。侄因病辍耕,自以待毙之势,无可如何。回思先生常以济世为念,是以特请先生到乡,一诊一服而愈,再敷药而痊,医药并施,是真存济世之心也。侄时铭五内,无以为报,特此片言,聊以为念也。

【款　识】　上款:恭颂世昌先生尊家拜大鉴

下款:愚侄积中妻陈氏敬赠

【年　代】　民国(笔者注:此牌匾表面经过修复处理,看上去比较新。)

【释　义】　译文:我的妻子得了疮病,开始一两个地方出现,后来越来越多,甚至遍布全身。很多医生看了都没有效果,一点办法也没有。我因为患病不能下地劳作,自以为只有等死,别无他路了。回想起先生常以济世救人为念,因此特地请先生到家里,首次诊治,服了一剂药后,症状就没有了,再外敷药物后就完全恢复健康了。医术和药物一起用,真的是有一颗济世救人的心呀!此份恩情我时时铭记于心中,无以为报,特地用这几句话来表达我的感恩之情。

【规　格】　150厘米×50厘米×2厘米

【材　质】　木质

【收集地】　浙江湖州

37 外科圣手

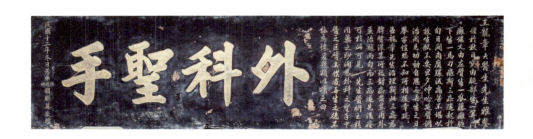

【匾　文】 主匾文:外科圣手

附文:仆于秋日突由腿部生一算门痈,继又由左臂生一瓜藤痈,腋下生一马刀痈。斯三症遂起于旬日间,肉腐脓流,痛苦不堪,以故坐卧不安,且夕呻吟延医调治罔见功效,自思无再生之日,举家惶恐,不知所措。后幸延王龙章先生治理,断此三症为脾肾湿毒所致,对症发药,内外兼治,越两旬而三症遂先后痊可。于此可见先生医术之精,用药之妙。洵为外科之圣手,中医之巨臂矣。仆感再生之德不能忘怀,爰题额以颂之曰。

【款　识】 上款:王龙章大医生先生雅鉴

下款:民国十二年冬日

愚弟港头乡胡联英敬赠

【时　间】 1923年冬

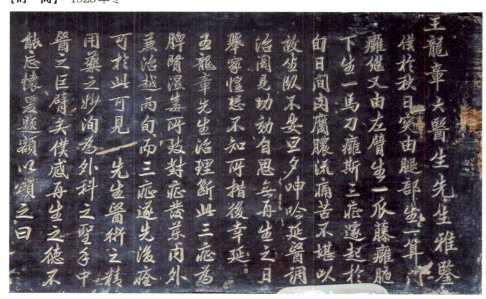

【释　义】　1. 译文：秋天的时候我的大腿上突然长了一条算门痈，接下来又在左臂上长了一条瓜藤痈，腋下又长了马刀痈。这三种病在开始的十天内，肌肉腐烂流脓，痛苦非常，导致坐着、躺着都不安稳，早上、晚上都叫苦连天。请医生治疗调理后都没有效果，自认为没有生还的可能，全家都担惊受怕，不知道该做些什么。后来幸亏请了王龙章先生医治，诊断这三种症状是脾肾湿毒导致，辨证论治配药，内外一起调理，20天后三种症状都先后痊愈了。由此可见先生医术的高明，用药的精准。实在是外科高人，中医的杰出人才。我感谢救命之恩，不能忘怀，因此今天写了一块牌匾来歌颂他。

2. 瓜藤痈：结节性红斑是一种发生于小腿的急性炎性皮下结节。本病好发于青年女性，以春秋季多见。结节性红斑的病因尚未明确。病人多伴有风湿病、结核病或白塞综合征等病，病情反复发作，缠绵难愈。《华佗神方》："此疮一生十余个，极易滋蔓。"

3. 马刀痈：发于颈腋部，形似马刀的淋巴结结核继发感染。参见《医学正传》卷六。《外科证治准绳》卷三称："又有马刀疮，亦生于项腋之间，有类瘰疬，但初起其状类马刀，色赤如火烧烙，极痛，此疮甚猛，宜急治之。"未溃者治宜内服柴胡通经汤，已溃者则用救苦化坚汤内服。此外，亦有灸疗之法，可艾灸肩井、肺俞、膻中、风池等穴位。

4. 港头乡：广东省汕头市潮南区东南部胪岗镇。

【规　格】　260厘米×70厘米×5厘米
【材　质】　木质
【收集地】　广东

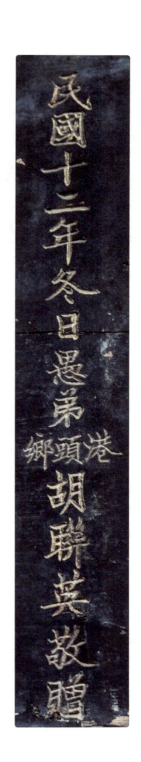

38 药到回春

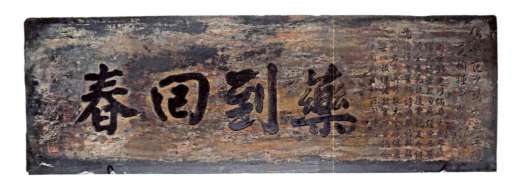

【匾　文】 主匾文:药到回春

附文:内子邓惠珍偶染大热之症,绵床褥者数旬,历经中西医治全不见效。后蒙亲友介绍范伯强中医师,诊治服药数贴,病若失,再诊数天全复健康。无以报,谨志数言以留纪念,使同病者知所问津焉。

【款　识】 上款:儒医范少琦老先生授,范伯强中医师惠存

下款:李传光　邓惠珍鞠躬

【年　代】 民国

【释　义】 译文:妻子邓惠珍突然感染了大热之病,裹着棉被床褥数十天,看过中医、西医,治疗都不见效果。后来承蒙亲戚好友介绍范伯强中医师,诊治服药几贴之后,疾病好像没有了一样,再复诊几天,完全恢复健康。我没有什么能报答的,只能用这简单几句话来表达纪念之情,让其他病人也能有所知晓。

【规　格】 175厘米×60厘米×3厘米

【材　质】 木质

【收集地】 浙江

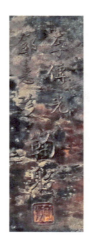
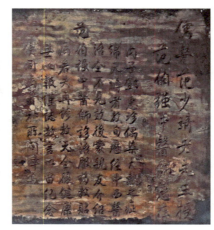

39 功同换骨

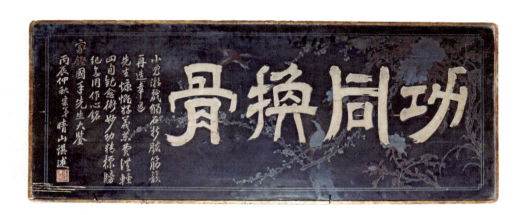

【匾　文】 主匾文：功同换骨

附文：小儿游戏，触石折肱，筋损再造。幸遇先生慷慨好义，药费谨轻，四旬就愈。术妙功精标榜纪念，用作心铭。

【款　识】 上款：家铿国手先生大鉴

下款：丙辰仲秋宗弟晴山譔述

【时　间】 1916年农历八月

【释　义】 1. 译文：小儿玩耍时碰到石头，导致肱骨折断、筋脉受损。幸遇先生为人慷慨仁义，药费仅仅少许，四十余天就痊愈。为表达自己内心感激，特以此匾赞颂先生医术之精妙。

2. 旬：按字意来讲大体有三种意思：①十天。《尧典》："三百有六旬有六日。"《庄子·逍遥游》："夫列子御风而行，泠然善也，旬有五日而后反。"②十年。多指人寿，如七旬大庆。③周匝。同"旬岁"，就是犹言满一岁，即一年的意思。《汉书·翟方进传》："方进旬岁间，免两司隶。"根据文中所述应理解为十天。

【规　格】 153厘米×61厘米×3厘米

【材　质】 木质

【收集地】 浙江

【碑　文】主碑文:万古医宗

附文:稽古神农药尝百草,考自黄帝究脉成经。后世之室仅习其流,未探其源也,惟吾乡刘守真君医传古道,灵应当今,敕封郡医,非虚誉也。村无分远近,人无论男女,有疾必来,有求必应,因而期望祷祝者不可胜数焉。又况去年正月间贼匪过境,擅杀民人,乡中父老曰刘爷不特疗病并可防贼,绅民人等赴庙诚求合村,果不伤十人焉。虽云死生有命,实赖神力之居多也。是以公议重修本传,圣德借余俚言刻石以垂不朽云。

【款　识】上款:同治八年仲秋穀旦

下款:生员周运昌　孔宪章敬书拜撰

【时　间】1869年农历八月

【释　义】1. 译文:传说中神农为了拯救黎民百姓,不惜冒着生命危险尝遍各种草药,探索古时候黄帝研究人体经络学说写下了《黄帝内经》。后人却仅仅学习他们的分支而没有追究根本,只有我的老乡刘守真传承古人的医术,并灵活应用,被封赐为神医,并不是假的名号。村里不分远近,人不论男女,有病了一定过来看病,有要求也一定会答应,所以来祝愿、祈祷的人特别多。又况且去年正月期间盗贼经过,滥杀无辜,村里的乡亲父老说刘守真不但能够治病,而且还能防范盗贼,绅士和民众等一群人赶去庙里真诚地请求保佑全村,果然受伤的不到10人。虽然生死都是天注定的,但还是靠神明的力量居多。因此,大家商量重新整理刘守真传记,神圣的品德借着我们通俗的语言刻在石头上,以流传后世。

2. 刘守真:名完素(约1110—1200年),字守真,别号通元处士,河间人。金代医学家,"金元四大家"之一。当时的北宋政治腐败,战事不断,饿殍满地,疾病流行。年轻的刘守真决心研究医学,医治百姓的疾苦。他根据有关病机的理论,提出六气中火、热是最重要的致病因素的观点,因而治疗多以寒凉药为主,并创制寒热病的新方剂。这对后世温病学说有很大的启发。奠定了中医温病学说的基础,是我国中医"寒凉派"的创始人。主要著作有《素问要旨》《宣明论方》《素问玄机》《伤寒直格》等。刘守真也常到文安埠地一带行医施药,救活百姓生命无数。刘守真90岁无疾而终。后人为了纪念这位医术高超的医学家,把农历三月十五他的生日作为祭祀日,怀念这位古代知名的医学大师。

3. 这块石碑立在刘守真先生家乡河北河间县有150多年了。刘守真去世后,当地百姓为了纪念他,在河间十八里营建庙以志纪念,但因战乱多次被毁。该石碑是在清同治年间修庙时立,保存非常完整,目前收藏于广兴堂国医馆,有较高的研究价值。

【规　格】170厘米×60厘米×15厘米

【材　质】石质

【收集地】河北

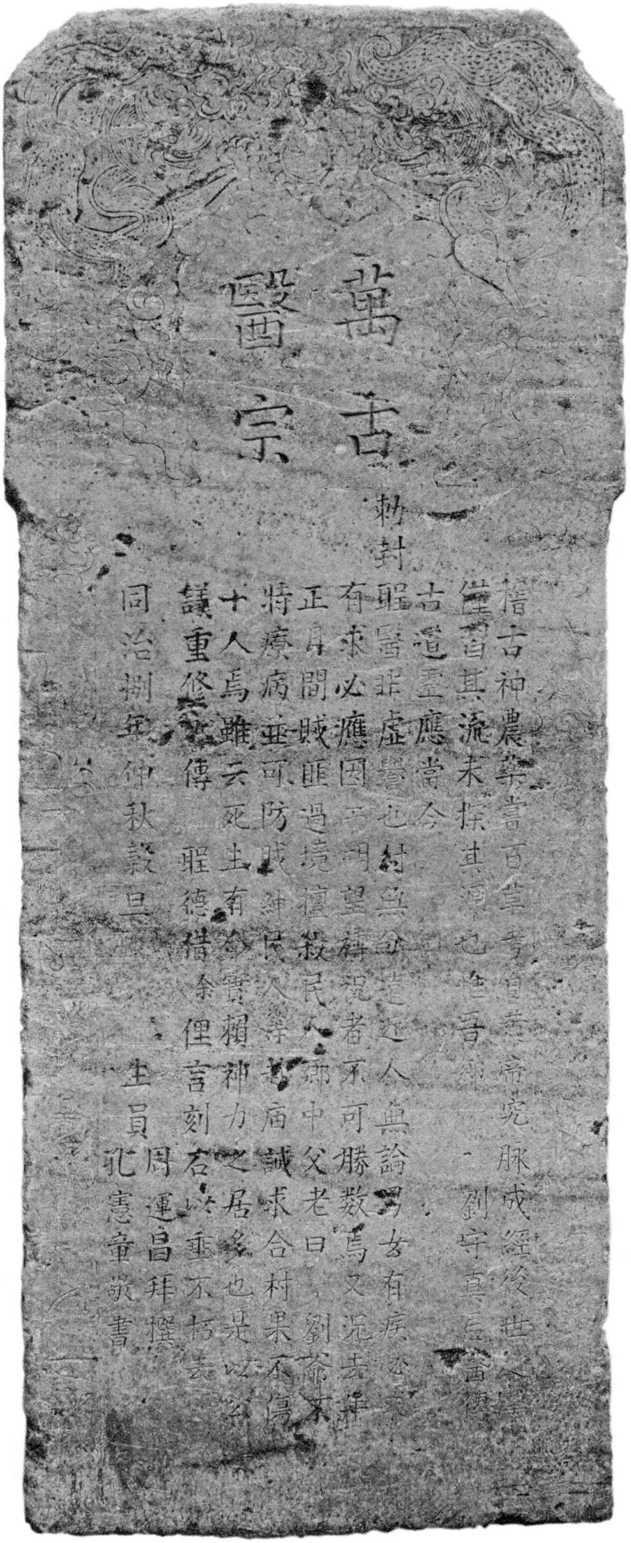

萬古醫宗

稽古神農嘗百草自黃帝堯脈成經後世
俚言其流未探其源也生吾都
古道靈應嘗今村衆命造建人萬齡男女有庚公劉守昌長書□
有求必應因□明望梅祝者不可勝數焉文洗去中父老曰劉衞不傷
正月間賊匪過境擾民入村中父老曰劉衞不傷
特療病亞可防戒劉氏居□□□誠求合村果不傷
十人焉難云死生有命寶櫚神力之居□□□是以□□□
議重修傳揚德傅余俚言刻石以重不朽去□
勅封昭醫匪虛譽也村衆命造建人□
同治捌年仲秋穀旦　生員孔憲章敬書
周運昌拜撰

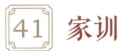

家训

【匾　文】 主匾文:祖父弃养,吾父年方六龄,上乏兄长,下无弟妹,赖祖母辛勤扶养,母子两人相依为命,含辛茹苦,岂儿孙辈得想象其万一! 讵意天道好谴,辛卯岁,吾父弱冠之年,复遭回禄,衣笼什物尽付一炬。运之于吾父,何其酷且厉也! 虽然天之有期于斯人也,必先磨其心志、劳其筋骨,但回忆当时之处境,吾何忍卒写! 及后来沪,行医济世,卅余年如一日,时刻以祖老为念。不远离、不蹈险,所以安祖母也。生我兄弟姐妹九人,仰事俯蓄,心力交疲。厥后,敦乡长朱葆三先生及吴兴王一亭先生之聘,出任沪北广益善堂,擘划经营,任劳任怨,以慈善之心肠而办理慈善之事业,固事半而功倍也。不数载,堂务日隆,贫病之得济者日众。而吾父之精力则日疲矣! 吾兄弟等曾一再劝阻辞却堂务,以资休养。吾父则始终契而为之,风雨无间,日必莅堂视事,七八年如一日,其热忱诚罕见也! 不意民国十七年秋,遂归道山,时年五十有七。临终时尤耿耿,以吾家如日,本中兴之事,责无旁贷。又五年,而祖母亦相继物化。呜呼! 树欲息而风不止,子能养而亲不在。反哺之恩,涓滴未尽,能不伤哉! 今夏居宅落成,爰书数语以告后世之儿孙,俾知先人创业立家之非易,其间经历之悲酸,儿孙辈尤应勖勉。文之工与不工,非所计也!

【款　识】 下款:仲达敬撰并书

民国念四年七月一日

【时　间】 1935年农历七月一日

【释　义】 1. 丁甘仁(1866—1926年),名泽周,江苏省武进县(今常州市武进区)孟河镇人,中医临床家、教育家,孟河丁氏传人。1917年创办上海中医专门学校,这是我国第一所由政府批准的民办中医高等教育学校,开启了中医学院教育之门;尔后开办沪南、沪北两所广益中医院,即南北广益善堂。

2. 王一亭(1867—1938年),号白龙山人、梅花馆主、海云楼主等,法号觉器。祖籍浙江吴兴(今浙江湖州),生于上海周浦。清末民初时期海上著名书画家、实业家,杰出慈善家、社会活动家与宗教界名士。

3. 朱葆三(1848—1926年),浙江定海(今舟山市定海区)人,中国近代上海工商界领袖、上海总商会会长。他兴办实业并创建了一个庞大的企业群体,为近代中国航运、金融、保险事业的发展做出了重大贡献。

4. 本匾拍卖购置时标注为中医名家丁甘仁家训,多方考证,多有疑惑。考虑此匾为丁氏的有几点:①丁氏为江苏人,早年到上海行医,与文中描述符合。②朱葆三先生及王一亭先生创办广益善堂,1918年办沪南、沪北广益善堂的负责人就是丁甘仁。上海市志均有记载,与文中描述符合。

但不支持是丁氏的有几点:①去世年月有出入,文中主人公在民国十七年(1928年)去世,丁氏为1926年。②撰写者:未查实仲达为丁氏子女,丁甘仁有子为仲英,是否为其兄弟未得知。

5. 该匾木质考究,系独块楠木板制作;书法上乘,显示家族文化和经济实力。不管牌匾主人是谁,可以肯定是上海中医大家,能让朱葆三和王一亭两位商界大亨聘请的管理者一定有不凡身世。这里也请读者多提供相关信息用以考证。

【规　格】99 厘米 × 88 厘米 × 3 厘米
【材　质】楠木
【收集地】江苏苏州

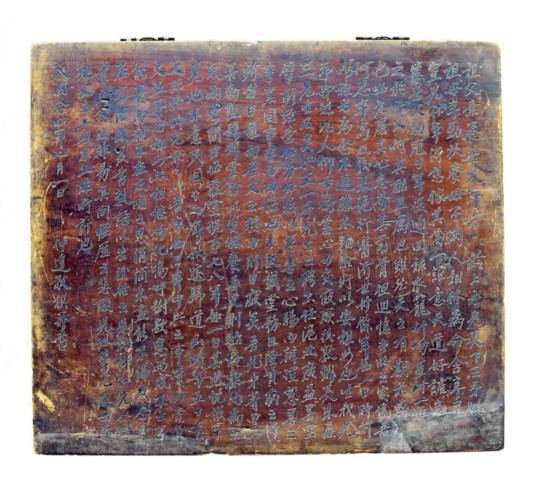

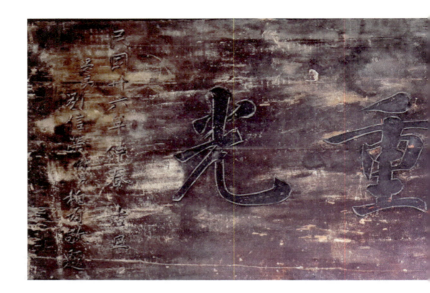

[42] 银海重光

【匾　文】主匾文：银海重光

附文：永年先生当代名医也，学有本源，识见卓著，世守丹书术坛龙宫之秘，家传金匮方采仲景之方，夫固功著十全医称三世矣。去秋小儿患积误服凉剂，医经中外，病转痾延，内则脾虚肝盛，几成痼疾，外则珠障弦烂，莫辩明昏。幸蒙先生著手回春，莫酬高厚，谨题数句以志不忘云尔。

【款　识】上款：愚弟刘信荣男柏均敬题

下款：民国二十六年仲春吉旦

【时　间】1937年农历二月

【释　义】1. 银海重光：表示重现光明、希望。所谓"银海"，是指宽阔的洋面上突然间从地平线的这一端到另一端，变幻出持续的清一色的银白色光辉，持续时间从数小时到数天不等。医家、道家称人的眼睛为"银海"。

2. 译文：永年先生是当代的名医，有深入学习中医传统根本的东西，同时知识和眼界也相当突出。世代相守炼丹医坛正宫秘籍，家中相传金匮要略的方子，同时采用张仲景的方子，功绩非常显著，被当时的人称为"三世医"。去年秋天我的小儿子得了病，误服了清凉的方药，先后看了中医和西医，反而加重，在里为脾胃虚弱、肝火旺盛，几乎成了经久难治愈的病，在外表现为眼睛被翳遮住了，眼睑糜烂，不能分辨白天、黑夜。有幸蒙永年先生治疗疾病痊愈，并拒绝了丰厚的酬谢，特此书写几句，我将永远记住先生的恩情。

【规　格】150厘米×45厘米×3厘米

【材　质】木质

【收集地】湖南

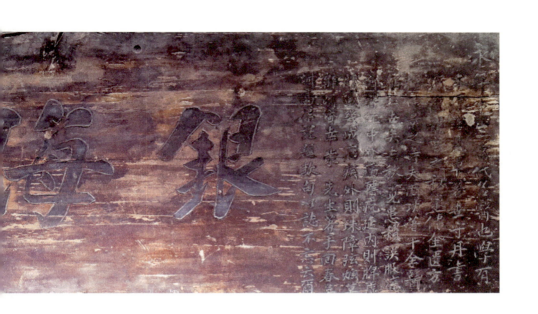

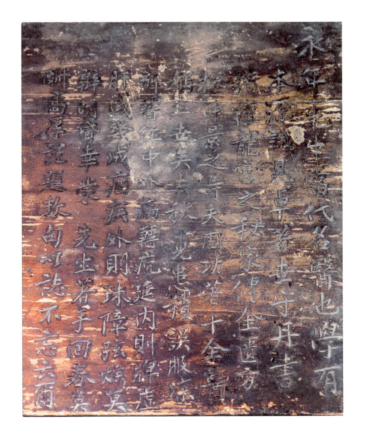

四、其他常规功德匾

 济世延年

【匾　文】　主匾文:济世延年

【款　识】　上款:中华民国二十二年夏历九月榖旦

恭祝大硕德师铎勋翁翟老先生古稀荣庆

下款:清壬寅补行庚子恩正并科举人,前任河北束鹿县县长,愚弟晋集杰鞠躬敬

题,莅任职山大训育员,前省议会议员,清光绪癸卯科举人,愚弟韩仰斗鞠

躬敬书

【时　间】　1933年农历九月

【释　义】　1. 晋集杰:清光绪壬寅年(1902年)补开庚子(1900年)恩科考试的举人,为河北

束鹿县前任县长。韩仰斗:任职山大训育员、省议会议员,清光绪癸卯年(1903

年)举人。

2. 举人,最早出现于汉代,意指被荐举之人。汉代没有科举考试,朝廷在取士时

令郡国守相荐举贤才,因此"举人"即所举之人。至唐、宋时有进士科,凡应科目

经有司贡举者,通谓之举人。至明、清时,则称乡试中试的人为举人,亦称大会

状、大春元。中了举人称为"发解""发达"。习惯上举人俗称为"老爷",雅称则为

"孝廉"。

3. 束鹿县,即现在的辛集市,位于石家庄以东65千米处的石德铁路线上。束鹿

县原名鹿城,1928年6月直隶省改为河北省,该县直属河北省。

4. 济世:悬壶济世之意。

【规　格】　177厘米×89厘米×4厘米

【材　质】　木质

【收集地】　河北

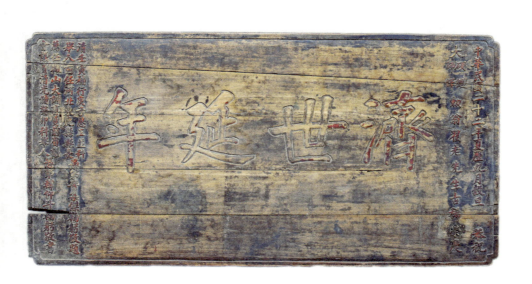

濟世延年

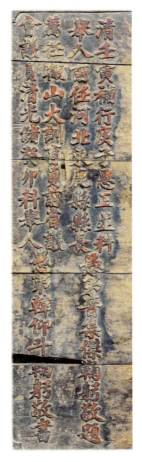

清生貢補行庚子恩正並科
舉人闓任河北束鹿縣縣長
爲在瀫山大訓育育部諮首識
令譏貢清光緒癸卯科舉人慈弟韓仰斗鞠躬敬書

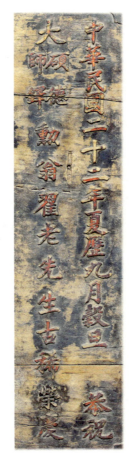

中華民國二十二年夏歷九月穀旦
大碩德釺勳翁瞿老先生古稀榮慶
恭祝

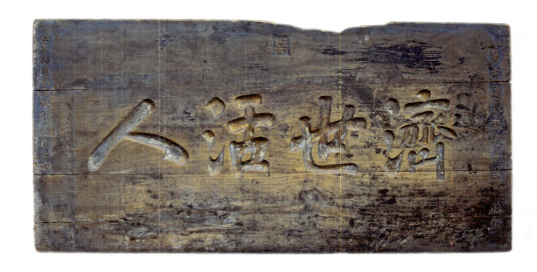

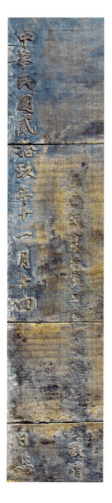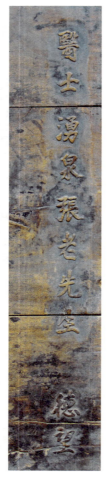

44 济世活人

【匾　文】主匾文：济世活人

【款　识】上款：医士涌泉张老先生　德望

　　　　　下款：中华民国二十九年十一月十四

【时　间】1940年农历十一月十四日

【释　义】笔者注：下款赠匾人已被凿掉。

【规　格】164厘米×81厘米×3厘米

【材　质】木质

【收集地】浙江

45 赤子丹台/济世活人

【匾　文】　主匾文:赤子丹台/济世活人
【款　识】　上款:大国手张老先生雅鉴
　　　　　　下款:粟仲德　向志伟同赠
【年　代】　清代
【释　义】　丹台:指神仙的居处。此为双面匾,正反面均有内容。
【规　格】　55厘米×18厘米×3厘米
【材　质】　木质(双面)
【收集地】　浙江

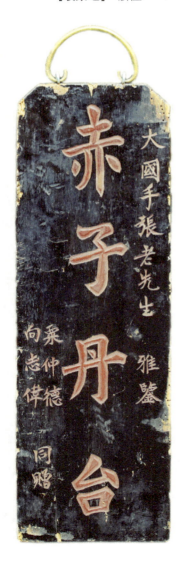
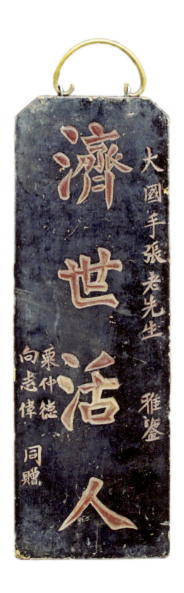

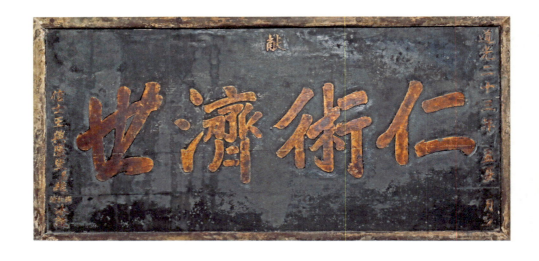

46 仁术济世

【匾　文】　主匾文:仁术济世

【款　识】　上款:道光二十三年孟夏月立

下款:献　信士王兴隆暨易维绪　纪　纲沐谨

【时　间】　1843年农历四月

【规　格】　98厘米×48厘米×3厘米

【材　质】　木质

【收集地】　山西

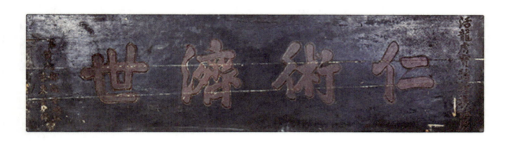

47 仁术济世

【匾　文】主匾文：仁术济世
【款　识】上款：活龙虎宝号新张志庆
　　　　　下款：弟黄元　邝福　李来
　　　　　　　　黄旷成　黄士锋贺
【年　代】清代
【规　格】210厘米×55厘米×3厘米
【材　质】木质
【收集地】浙江

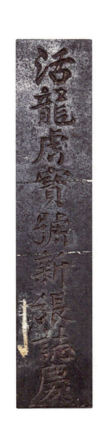

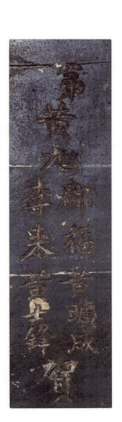

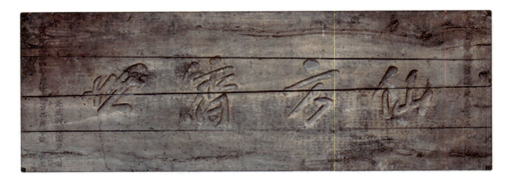

48 仙方济世

【匾　文】　主匾文：仙方济世

【款　识】　上款：大国手濬翁刘先生大人　德望

下款：北王村谢辅彦拜赠

大清光绪十四年岁次戊子二月

下浣毂旦

【时　间】　1888年农历二月下旬

【规　格】　208厘米×75厘米×3厘米

【材　质】　木质

【收集地】　浙江

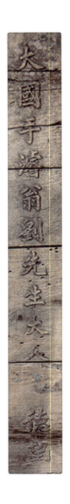

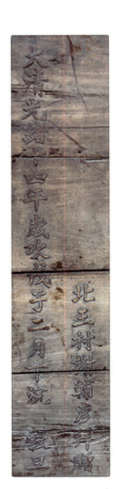

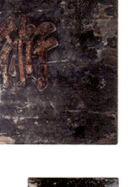

49 | 术济三世

【匾　文】主匾文:术济三世

【款　识】下款:□□三品军功衔族弟赵保元敬撰

　　　　　　　花翎四品衔留甘补用同知县□祥敬书

【年　代】清代

【规　格】190厘米×70厘米×4厘米

【材　质】木质

【收集地】陕西

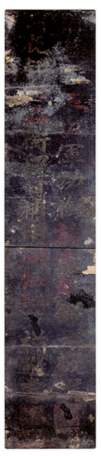

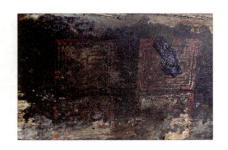

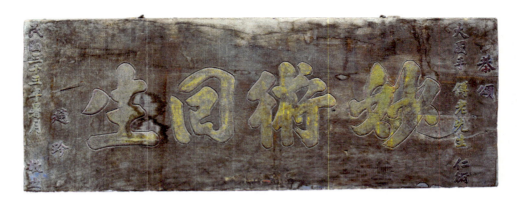

 50 **妙术回生**

【匾　文】　主匾文：妙术回生
　　　　　　附文：无
【款　识】　上款：恭颂大国手傅老先生仁术
　　　　　　下款：赵珍敬立
　　　　　　　　　民国三十三年暑月
【时　间】　1944年农历六月
【规　格】　160厘米×60厘米×4厘米
【材　质】　木质
【收集地】　浙江

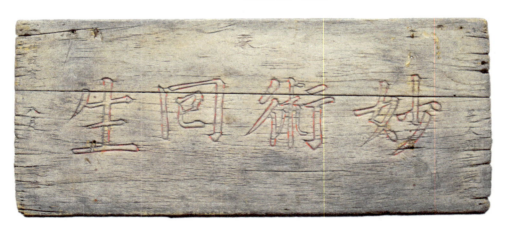

 51 **妙术回生**

【匾　文】　主匾文：妙术回生
【款　识】　上款：邑人□□□
　　　　　　下款：光绪戊寅八月榖旦
【时　间】　1878年农历八月
【规　格】　100厘米×40厘米×3厘米
【材　质】　木质
【收集地】　浙江

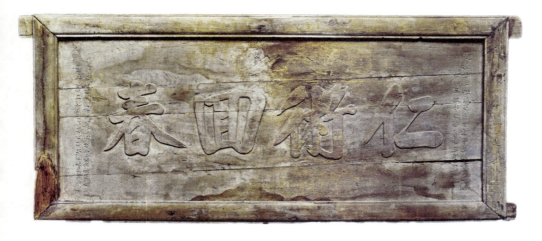

52 仁术回春

【匾　文】主匾文:仁术回春

【款　识】上款:敕授登仕佐郎吏　目借补平山县　庚子
　　　　　　店巡拾加三级　年家眷弟项三宾顿首拜
　　　　　　下款:应翁王老先生精于岐黄　灵心妙手　变
　　　　　　化无穷　屡治诸证　功效立见　即卢扁
　　　　　　再世亦不过　是因书以赠

【年　代】清代

【释　义】佐郎吏:文官名。从金代开始设置,从九品上,
　　　　　元代升为从八品,明代为从九品升授之阶,清
　　　　　代则为从九品。

【规　格】170厘米×74厘米×4厘米

【材　质】木质

【收集地】浙江

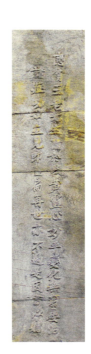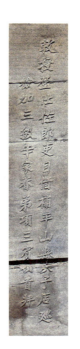

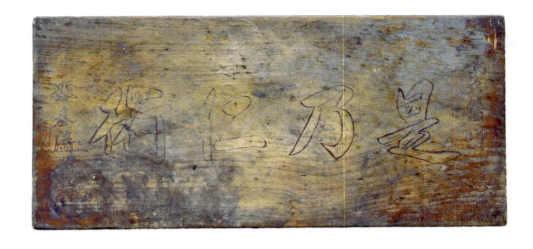

53 是乃仁术

【匾　　文】	主匾文：是乃仁术
【款　　识】	上款：鹏鸣大医师惠存
	下款：张春涛敬赠
【年　　代】	民国
【释　　义】	仁术：即医术。
【规　　格】	76厘米×35厘米×2厘米
【材　　质】	木质
【收 集 地】	浙江

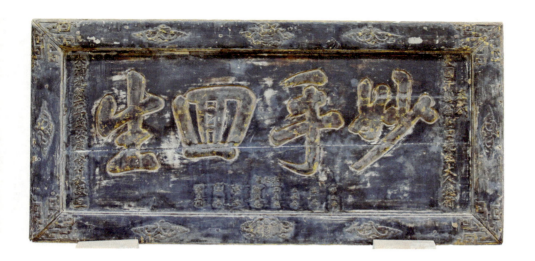

54 妙手回生

【匾　文】 主匾文：妙手回生
【款　识】 上款：恭颂大国手銮翁马氏先生大人懿行
　　　　　下款：沐恩弟杨廷荣　王政　王长安　王春
　　　　　　　　顺　杨法医　王玱　王蓓　袁克明
　　　　　　　　大清光绪六年岁次庚辰仲秋吉旦
【时　间】 1880年农历八月
【规　格】 154厘米×75厘米×5厘米
【材　质】 木质
【收集地】 河南

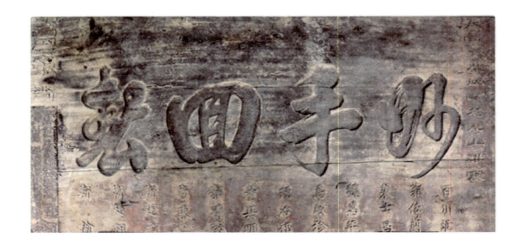

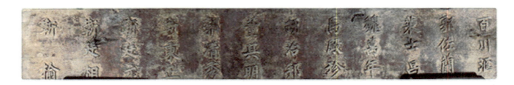

55 妙手回春

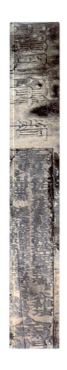

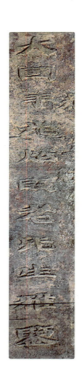

【匾　文】　主匾文:妙手回春
【款　识】　上款:恭维大国手光烟殷老先生雅鉴
　　　　　　下款:友谊前清　钦加同之衔赏戴花翎
　　　　　　特授江西宜黄县正堂愚弟谷维凌
　　　　　　山西巡抚锡奉清採办赈粮　奖赏军
　　　　　　功五品衔　愚弟靳维桢　仝鞠躬
　　　　　　百川汇　郭佐兰　裴士昌　魏万
　　　　　　年　马殿珍　胡治邦　董其明　郭
　　　　　　清秀　靳秉正　靳廷元　靳廷相
　　　　　　靳榆
　　　　　　中华民国庚申年桃月
【时　间】　1920年农历三月
【规　格】　152厘米×75厘米×4厘米
【材　质】　木质
【收集地】　江西

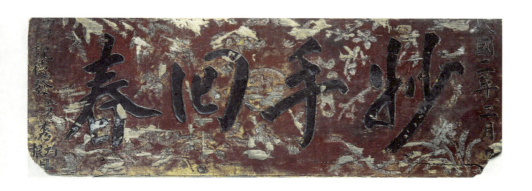

56 妙手回春

【匾　文】　主匾文：妙手回春
【款　识】　上款：弟子魏德发　仝男秀根　均旦
　　　　　　下款：民国二年二月
【时　间】　1913年农历二月
【规　格】　80厘米×27厘米×2厘米
【材　质】　木质
【收集地】　江西

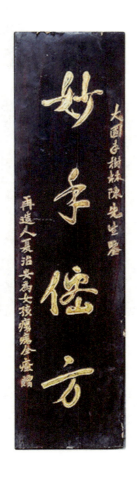

 妙手仙方

【匾　文】　主匾文：妙手仙方
【款　识】　上款：大国手树林陈先生鉴
　　　　　　下款：再造人夏治安为女孩
　　　　　　　　　瘰疮全愈赠
【年　代】　清代
【规　格】　65厘米×17厘米×2厘米
【材　质】　木质
【收集地】　安徽

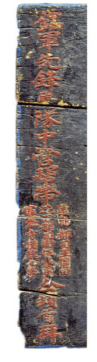

[58] 著手成春

【匾　文】主匾文：著手成春
【款　识】上款：盆广梁先生雅鉴
　　　　　下款：铭军先锋臣队中营帮带军服都司王信田　花翎都司衔
　　　　　任泰生　候处守备魏全胜　仝顿首拜
【年　代】清代
【释　义】1. 铭军：前身是1854年刘铭传在合肥所办的团练，后被李鸿
　　　　　章招至安庆加入淮军，称铭字营。
　　　　　2. 都司：官名，清绿营兵军官，正四品。
【规　格】130厘米×63厘米×4厘米
【材　质】木质
【收集地】安徽

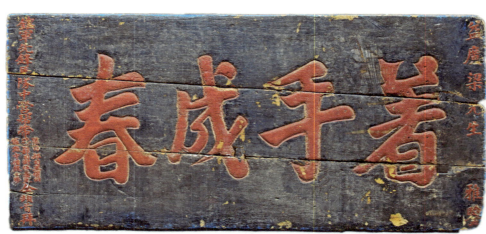

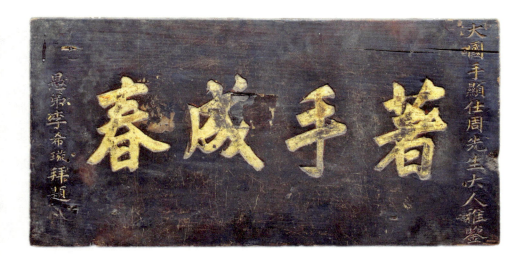

59　著手成春

【匾　文】　主匾文：著手成春
【款　识】　上款：大国手显仕周先生大人雅鉴
　　　　　　下款：愚弟李希璇拜题
【年　代】　清代
【释　义】　著手成春：一动手就变成了春天，富有生机，形容医术高明、神奇。
【规　格】　135厘米×62厘米×3厘米
【材　质】　木质
【收集地】　浙江

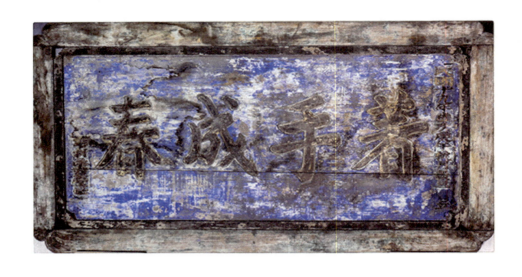

 60 著手成春

【匾　　文】　主匾文：著手成春

【款　　识】　下款：石村丞丰堂敬

　　　　　　　民国十九年岁次庚午

　　　　　　　桃月毂旦立

【时　　间】　1930年农历三月

【规　　格】　138厘米×73厘米×5厘米

【材　　质】　木质

【收集地】　河南

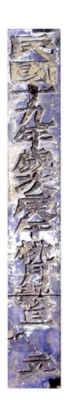

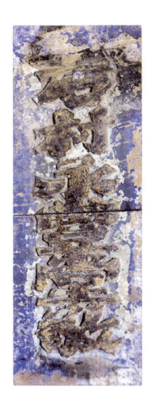

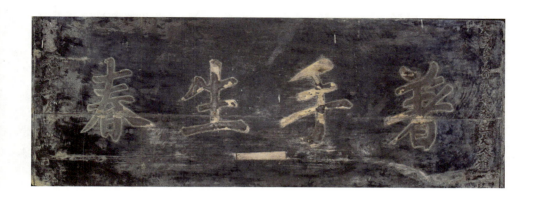

61 著手生春

【匾　文】主匾文：著手生春

【款　识】上款：大国手嵛山毛先生大人雅止

下款：洪宪元年二月中澣立

【时　间】1916年农历二月中旬

【释　义】1. 著手生春：字义同"著手成春"。

2. 澣：浣的导体字，"中澣"即为"中浣"，中旬的意思。

【规　格】118厘米×60厘米×3厘米

【材　质】木质

【收集地】浙江

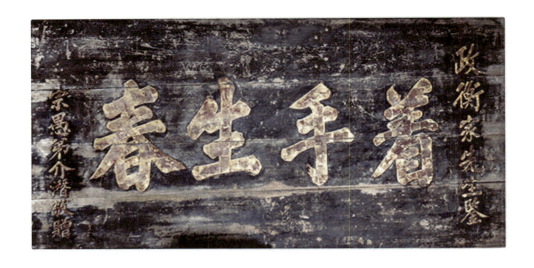

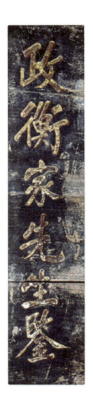
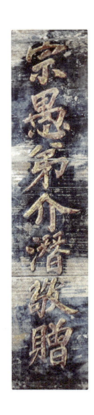

62　着手生春

【匾　文】　主匾文：着手生春
【款　识】　上款：政衡家先生鉴
　　　　　　下款：宗愚弟介潜敬赠
【年　代】　清代
【释　义】　字义同"著手生春"。
【规　格】　118厘米×60厘米×3厘米
【材　质】　木质
【收集地】　河南

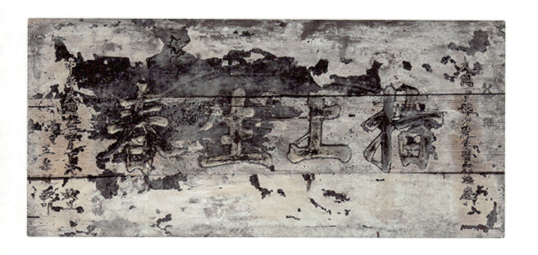

63 指上生春

【匾　文】　主匾文:指上生春

【款　识】　上款:大国手陈少先生留念志庆

下款:弟子王宗财敬叩

中华民国八年四月下浣穀旦

【时　间】　1919年农历四月下旬

【规　格】　110厘米×60厘米×3厘米

【材　质】　木质

【收集地】　浙江

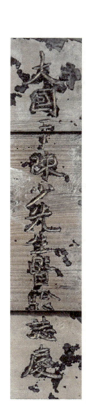

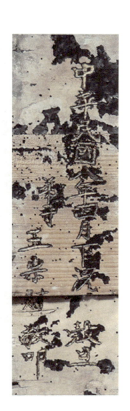

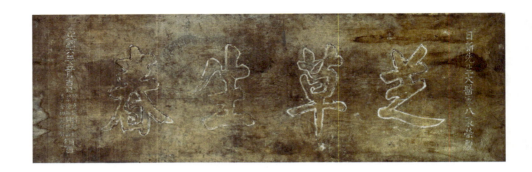

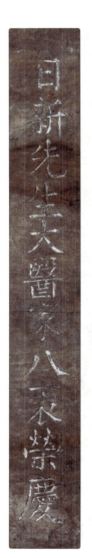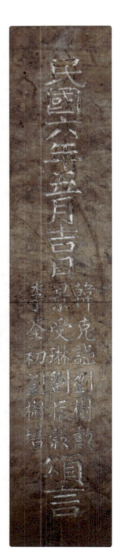

64 芝草生春

【匾　文】主匾文:芝草生春
【款　识】上款:日新先生大医家八裘荣庆
　　　　　下款:民国六年五月吉日
　　　　　　　　韩克谔　景受琳　李荃
　　　　　　　　初　刘树勋　刘振毂　刘
　　　　　　　　树培颂言
【时　间】1917年农历五月
【释　义】芝草:古以为仙草,服之能成仙,
　　　　　能治愈一切疾病,灵验无比,故
　　　　　又称灵芝。
【规　格】222厘米×80厘米×3厘米
【材　质】木质
【收集地】浙江

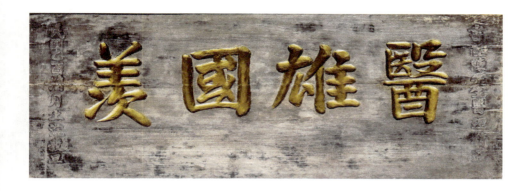

[65] 医雄国羡

【匾　文】	主匾文：医雄国羡
【款　识】	上款：书陆陈先生医理精通
	下款：民国乙酉蒲月上浣穀旦
【时　间】	1945年农历五月上旬
【规　格】	170厘米×80厘米×5厘米
【材　质】	木质
【收集地】	湖南

66 南阳宏济

【匾　文】主匾文：南阳宏济

附文：魏凤林　何栓森　王春和　苏向峰　苏锡荣　朱光和　米福全　魏凤祥　李金荣　张金山　周世林　苏锡三　石元海　吴德顺　王庆山　李相亭　苏锡汉　樊连和　魏书香　安凤池　车云波　王耀轩　苏廷珍　孙王清　于文龙　石玉枢　同记号　恒生堂　曹岱五　史敬忠　曹士臣　曹禹臣　张超海　车鸣岐　张汉洲　曹东瀛　苏锡麟

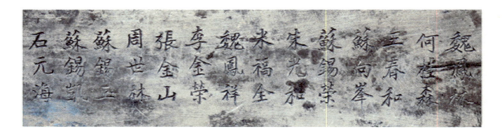

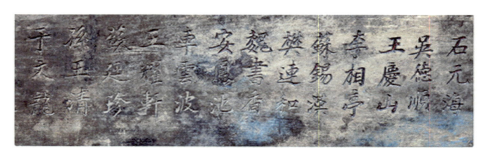

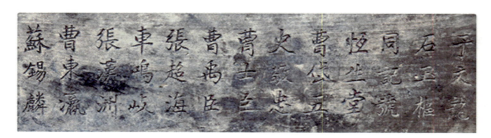

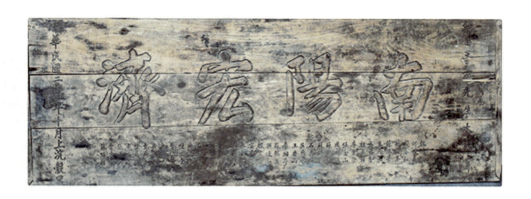

【款　识】　上款：经畲王老先生大国手
　　　　　　下款：中华民国二十三年十月上浣穀旦
【时　间】　1934年农历十月上旬
【规　格】　191厘米×69厘米×3厘米
【材　质】　木质
【收集地】　河南

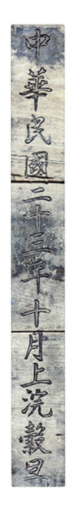

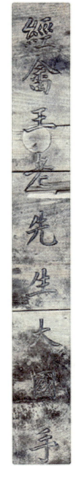

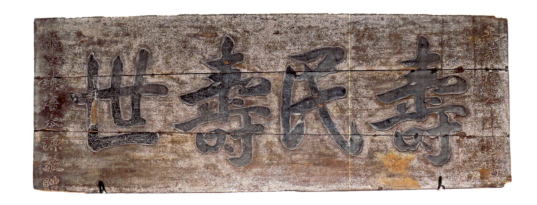

67 寿民寿世

【匾　文】主匾文:寿民寿世

【款　识】上款:王义伟先生妙医

　　　　　下款:龙江镇唐本源敬赠

【年　代】清代

【释　义】1. 寿民寿世:造福于世人。

　　　　　2. 龙江镇:位于佛山市顺德区西部。

【规　格】136厘米×50厘米×2厘米

【材　质】木质

【收集地】江西吉安

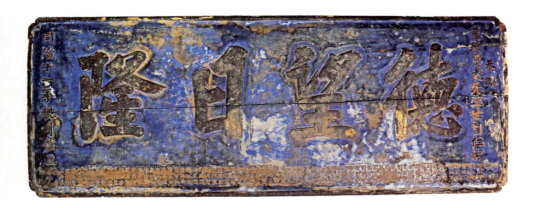

68 德望日隆

【匾　文】　主匾文：德望日隆

附文：杨标　杨明□　钦崔铎　崔殿珍　贾
玉春　李清花　贾立辰　李清春　崔元
登　崔元贵　王廷呙　贾玉峰　吕景山
王廷均　贾廷棵　贾中天　崔元禄　王玉
林　贾在田　贾乘祥　崔宽明　杨怀□
崔□礼　孙义平　杨永康　汤廷贵　张九
爽　王振京　贾秀珍　汤沧章　杨树□
张安太　陈□兴　汤正□　齐裕隆　杨山
清　杨法润　刘太福　杨怀玉　李玉金
贾万为　贾良田　贾凤翔　崔玉平　崔贵
全　王仲春　张珍

【款　识】　上款：恭颂蕴珍贾老先生世医仁术

下款：同治十一年桃月榖旦

【时　间】　1872年农历三月

【释　义】　1."日隆"：明代名医龚廷贤的医名，曾任太
医院吏目。当时鲁王张妃得臌胀，遍寻海内
外名医皆不愈；后寻龚廷贤医治，辄愈之，被
鲁王赞为"天下医之魁首"，并赠以"医林状
元"匾额。

2. 日隆：日见兴旺之意。

【规　格】　150厘米×65厘米×5厘米

【材　质】　木质

【收集地】　浙江

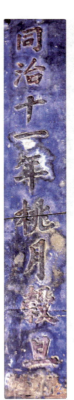

69 慈德仁术

【匾　文】 主匾文：慈德仁术

【款　识】 上款：恭颂从九品职大国手子良翁畅孝先生懿行

　　　　　 下款：众亲友仝立

　　　　　　　　宣统元年冬月下浣

【时　间】 1909年农历十一月下旬

【规　格】 160厘米×80厘米×5厘米

【材　质】 木质

【收集地】 浙江

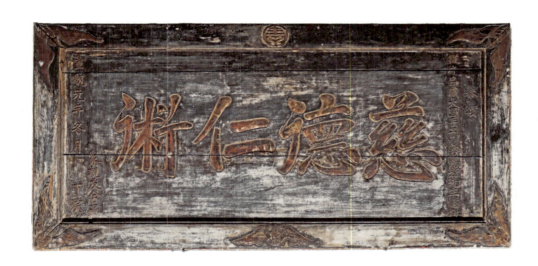

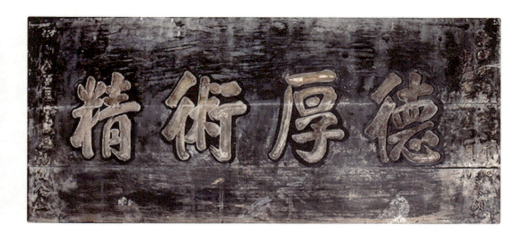

德厚术精

【匾　文】　主匾文：德厚术精

【款　识】　上款：翰卿程老先生硕德　步瀛程

　　　　　　　　　　先生国手　恭颂

　　　　　　　下款：民国癸酉孟冬穀旦

　　　　　　　　　　亲友仝立

【时　间】　1933年农历十月

【规　格】　152厘米×70厘米×5厘米

【材　质】　木质

【收集地】　浙江杭州

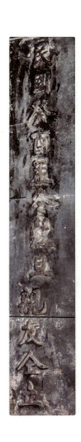

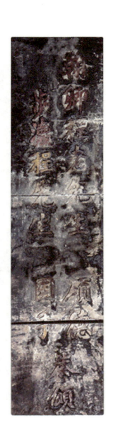

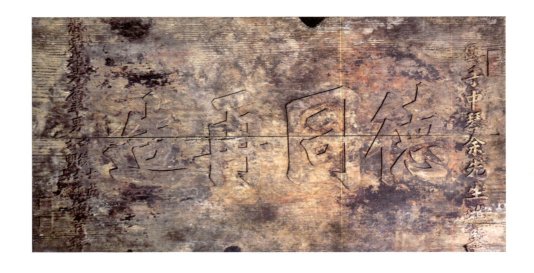

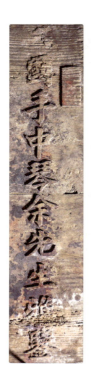

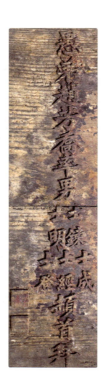

71 德同再造

【匾　文】主匾文：德同再造
【款　识】上款：大国手中琴余先生雅鉴
　　　　　下款：愚弟赵芳乔率男士链　士明
　　　　　　　　士成　士经　士登顿首拜
【年　代】清代
【规　格】90厘米×50厘米×4厘米
【材　质】木质
【收集地】湖南

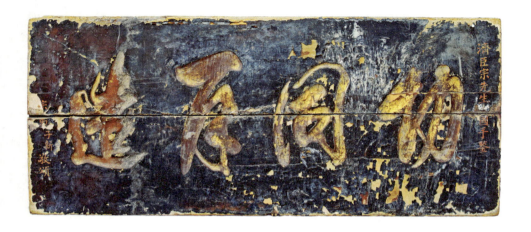

72 功同再造

【匾　文】　主匾文：功同再造
【款　识】　上款：济臣宗先生国手鉴
　　　　　　下款：宗弟子孙敬送
【年　代】　清代
【释　义】　宗弟：指同一姓氏、有共同祖先的弟辈。
【规　格】　77厘米×33厘米×2厘米
【材　质】　木质
【收集地】　河南

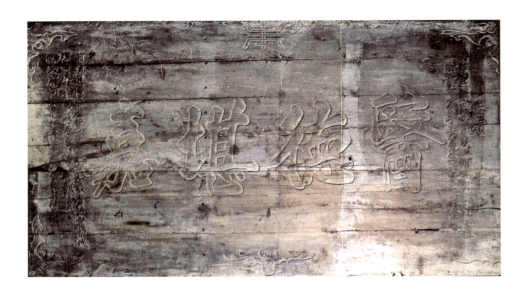

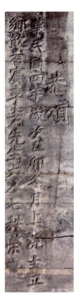 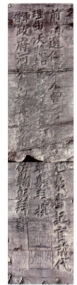

 73 医德堪嘉

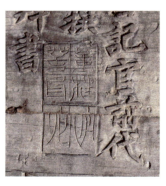

【匾　文】 主匾文：医德堪嘉

【款　识】 上款：乡饮耆宾李老先生大人七秩荣立

下款：前清选优举人　曾任陆军第一旅书记
官　前代理曲沃县知事　愚弟桂春鞠
躬拜撰　晋军政府河东东场长族孙口
佐鞠躬拜书　恭颂

中华民国四年岁次乙卯冬月上浣吉立

【时　间】 1915年农历十一月上旬

【释　义】 1. 乡饮耆宾：清制，每年由各州县遴访年高
有声望的士绅，一人为宾，次为介，又次为众
宾，详报督抚，举行乡饮酒礼。所举宾介姓
名、籍贯造册报部，称为乡饮耆宾。倘乡饮
后，间有过犯，则详报褫革，咨部除名，并将
原举荐者议处。

2. 七秩：70岁寿庆。

【规　格】 180厘米×100厘米×3厘米

【材　质】 木质

【收集地】 山西

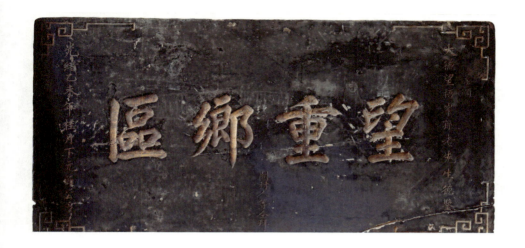

74 望重乡区

【匾　文】 主匾文：望重乡区

【款　识】 上款：恭颂大德望梧峰孙老先生德鉴

　　　　　 下款：阁村人同拜

　　　　　　　　 光绪乙未年桂月下元节公立

【时　间】 1895年农历八月

【释　义】 大德望：有很高的德行，有很高的威望。

　　　　　 阁村：位于乐清仙溪镇南。

【规　格】 120厘米×60厘米×3厘米

【材　质】 木质

【收集地】 浙江杭州

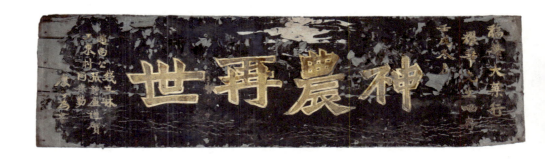

75 神农再世

【匾　文】主匾文：神农再世

【款　识】上款：福华大药行耀华先生哂存

　　　　　　　壬戌冬月

　　　　　下款：于东村　赵南公　钱立琳　张静庐　陶乐琴谨贺

　　　　　　　康有为书

【时　间】1922年农历十一月

【释　义】1. 壬戌年：康有为题词，此处壬戌年应为1922年。

2. 赵南公（1882—1938年），河北曲阳人，"创造社"之摇篮——"泰东图书局"的经营者。

3. 张静庐（1898—1969年），浙江镇海人，现代出版人，原名张继良，民国五年起用笔名"静庐"。曾参与新文化运动并有较大贡献。一生致力于出版事业，著有《在出版界二十年》和《中国近代出版史料》及续编、补编等。

4. 康有为（1858—1927年），原名祖诒，字广厦，号长素，又号明夷、更牲、西樵山人、游存叟、天游化人，广东省南海县（今佛山市南海区）丹灶苏村人，人称康南海，中国晚清时期重要的政治家、思想家、教育家，资产阶级改良主义的代表人物。清光绪二十一年（1895年）发动"公车上书"，主持戊戌变法。晚年与袁世凯推动复辟运动，尊孔保皇，反对共和。

【规　格】218厘米×80厘米×3厘米

【材　质】木质

【收集地】上海

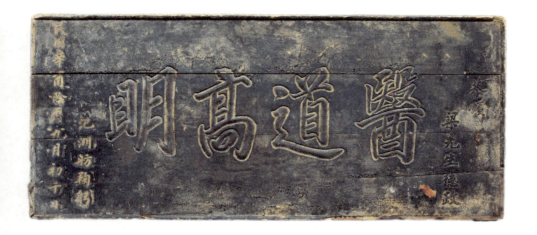

76 医道高明

【匾　文】 主匾文：医道高明

【款　识】 上款：恭颂梁先生德政

　　　　　下款：范湖舫鞠躬

　　　　　　　民国辛酉阴历九月初十日

【时　间】 1921年农历九月初十

【规　格】 145厘米×64厘米×2厘米

【材　质】 木质

【收集地】 浙江杭州

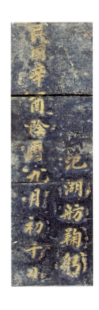 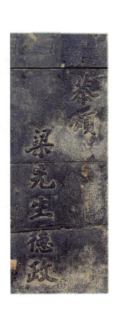

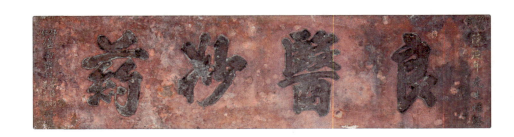

【77】良医妙药

【匾　文】	主匾文：良医妙药
【款　识】	上款：医师陈延年先生雅鉴
	下款：那仁堡南乐村黄超礽　弟森
	泰拜题
【年　代】	民国
【规　格】	180厘米×50厘米×4厘米
【材　质】	木质
【收集地】	浙江杭州

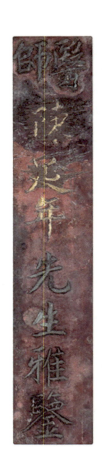
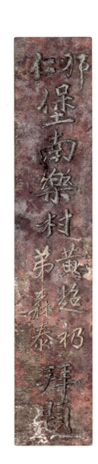

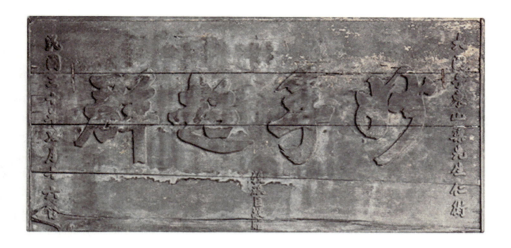

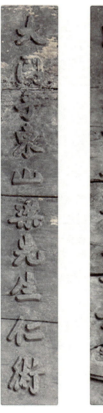
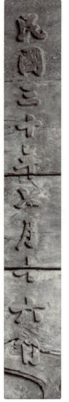

【78】 妙手超群

【匾　文】 主匾文：妙手超群

【款　识】 上款：大国手东山梁先生仁术

　　　　　 下款：穀砥臣敬赠

　　　　　　　　民国三十六年七月十六日

【时　间】 1947年农历七月十六日

【规　格】 140厘米×72厘米×4厘米

【材　质】 木质

【收集地】 浙江

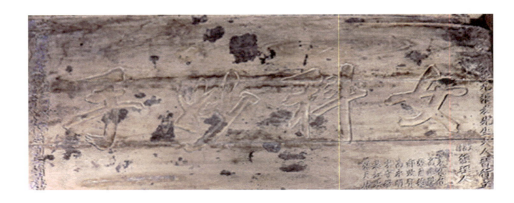

79 女科妙手

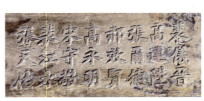

【匾　文】 主匾文:女科妙手

附文:大吕村经理人裴仪晋　高连
升　张尔德　郝效贤　高永明　宋守
敬　裴江水　张天佑

【款　识】 上款:大国手翁紫九张老先生大人医
行立

下款:山西陆军营务处衔　前任江西
石城县知事　署理本省绛县呈
审员　愚弟刘仁忠顿首拜题

【年　代】 民国

【释　义】 1. 营务处:清代负责军营行政的机构。

2. 知事:地方行政长官的名称。宋时
分命京官出守列郡,称为权知某府或
某州或某县事,知事之名由此而起。
明清径称县级地方行政长官为知县,
民国改知县为县知事,省称知事,后又
改知事为县长。

3. 绛县:史称故绛,隶属于山西省运城市。

4. 大吕村:位于江苏省赣榆县(今连
云港市赣榆区)城北部。

【规　格】 176厘米×90厘米×6厘米

【材　质】 木质

【收集地】 江苏

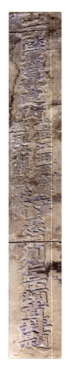

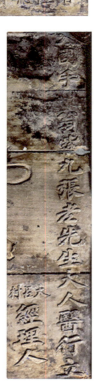

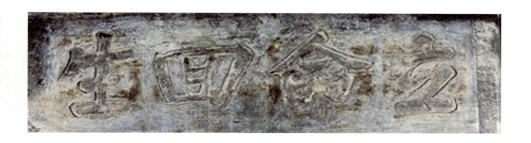

 立命回生

【匾　文】主匾文：立命回生

【款　识】上款：□□路□□州镇□□中营世
　　　　　袭云骑尉候题守备全祥赠
　　　　下款：大清咸丰二年端月榖旦立

【时　间】1852年农历正月

【规　格】190厘米×75厘米×6厘米

【材　质】木质

【收集地】山西

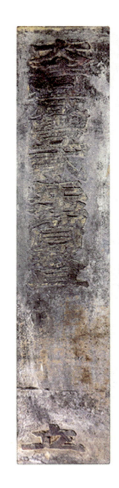

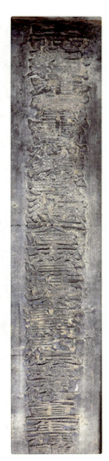

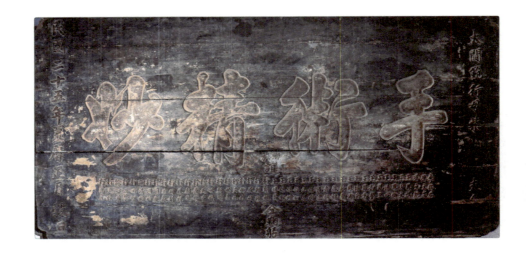

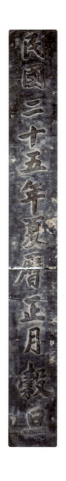
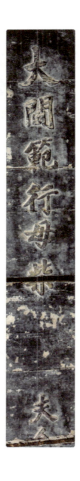

81 手术精妙

【匾　文】　主匾文:手术精妙

附文:李得君　冯文忠　冯文魁　王凤构　王占文　王凤伦　王清心　王凤至　王如丰　王风常　王培岗　王凤海　王如兰　王凤楼　王者楫　王清连　王保树　王九思　王保钿　王保钟　王保铨　王培苗　行朝钦　行朝政　行履桢　行树檀　行天禄　行世嘉　行朝端　行世禄　行天才　行长发　乡族谊　全鞠躬

【款　识】　上款:大闱范行母柴夫人

下款:民国二十五年夏历正月毂旦

【时　间】　1936年农历正月

【释　义】　闱范:指妇女的道德规范。

【规　格】　188厘米×95厘米×4厘米

【材　质】　木质

【收集地】　广东

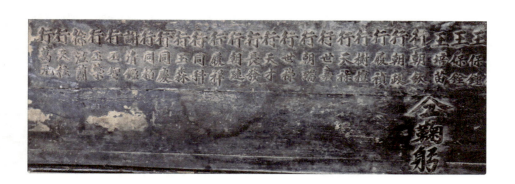

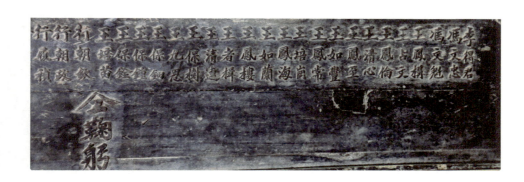

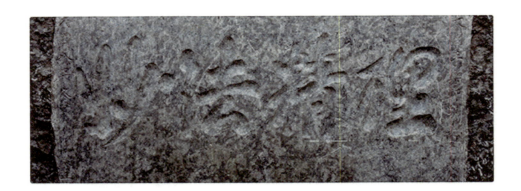

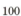

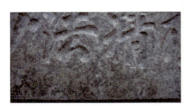

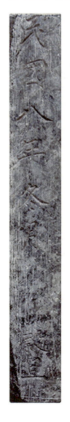
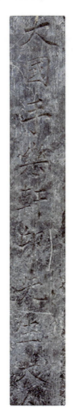

82 **理精法妙**

【匾　文】　主匾文：理精法妙
【款　识】　上款：大国手乐轩邱先生大人
　　　　　　下款：民国八年冬月榖旦
【时　间】　1919年农历十一月
【释　义】　笔者注：该匾为青石刻制，较少见，系
　　　　　　医生建房时朋友赠送，镶嵌在门框上
　　　　　　方，旧城改造拆房时卸下变卖。
【规　格】　167厘米×63厘米×10厘米
【材　质】　石质
【收集地】　浙江

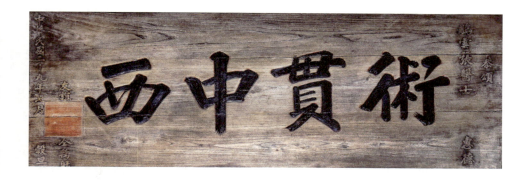

 术贯中西

【匾　文】　主匾文：术贯中西

【款　识】　上款：恭颂雕云张医士惠德

下款：友谊　仝鞠躬

中华民国二十九年七月穀旦

【时　间】　1940年农历七月

【释　义】　该匾医生已经学习了中西医术，说明民国时期已经开始有中西医结合的医生。

【规　格】　162厘米×70厘米×4厘米

【材　质】　木质

【收集地】　浙江

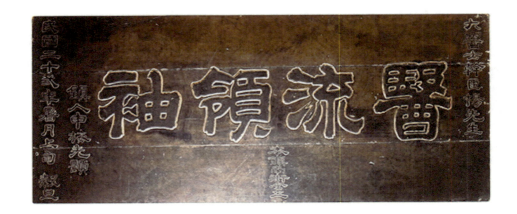

84 医流领袖

【匾　文】　主匾文：医流领袖
【款　识】　上款：大医士干臣杨先生
　　　　　　　本镇南街仝立
　　　　　　下款：镇人申梅先题
　　　　　　　民国二十二年暑月上旬榖旦
【时　间】　1933年农历六月上旬
【规　格】　180厘米×80厘米×3厘米
【材　质】　木质
【收集地】　浙江

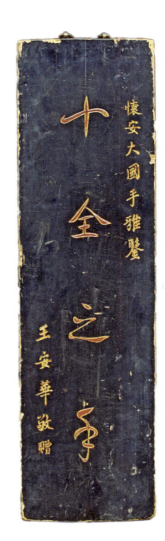

85 十全之手

【匾　文】　主匾文：十全之手
【款　识】　上款：怀安大国手雅鉴
　　　　　　下款：王安华敬赠
【年　代】　清代
【释　义】　十全：谓治病十治十愈。
【规　格】　71厘米×20厘米×3厘米
【材　质】　木质
【收集地】　江苏

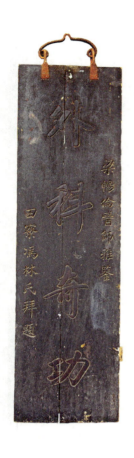

86 外科奇功

【匾　文】	主匾文:外科奇功
【款　识】	上款:梁畅伦医师雅鉴
	下款:田寮冯林氏拜题
【年　代】	民国
【规　格】	110厘米×31厘米×3厘米
【材　质】	木质
【收集地】	浙江杭州

87 外科圣手

【匾　文】	主匾文:外科圣手
【款　识】	上款:叶茂成先生雅鉴
	民国庚午年春日
	下款:都会弟黎国财拜题
【时　间】	1930年春
【规　格】	150厘米×40厘米×3厘米
【材　质】	木质
【收集地】	广东

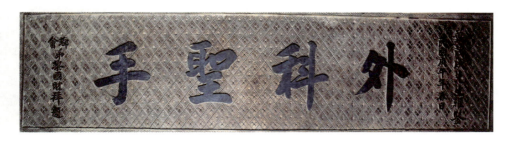

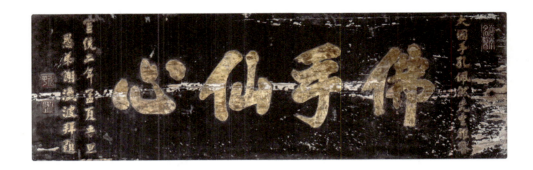

88 佛手仙心

【匾　文】　主匾文:佛手仙心

【款　识】　上款:岭南名医大国手孔佩然先生雅鉴

　　　　　下款:愚弟谢瀛波拜题

　　　　　　　宣统二年孟夏吉旦

【时　间】　1910年农历四月

【释　义】　1. 岭南,指中国南方五岭之南的地区,相当于现在广东、广西、海南全境,以及湖南、江西等省的部分地区。

2. 孔佩然,为20世纪初广州有名的中医师,与陈伯坛、黄省三、罗子仪并称现代广州"四大天王"。

孔佩然为番禺人,初习中医,设馆于广州城内榨粉街,当时有点小名气,但先生不自满,又习西医于博济医学堂。国中兼用中西医术治病者,先生大概是第一人。然其处方仍多用中药,且恒用古方。1912年,先生受广东陆军速成学堂之聘为军医长兼医学教习,主讲生理卫生学及救急法。先生所编写讲义,尤剀切详明,易于领会,惜无存本足资流传耳。先生尚节俭,从不用珍贵药材,遇有方剂应用珍贵药材者,辄以同性质之药材代替,如用珍珠母散,则曰"是不过用其钙质耳。石决明、蛤壳亦同属钙剂,尽可代用,何必浪费珍珠",其爱惜物力有若此者。1938年,日寇入侵华南,轰炸广州,先生避居香港。至1941年,日寇入侵香港,又遇空袭,先生畏闻轰炸之声,遂惊死。

【规　格】　190厘米×60厘米×3厘米

【材　质】　木质

【收集地】　广东

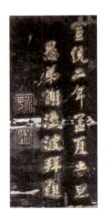

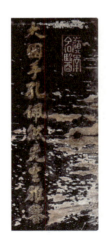

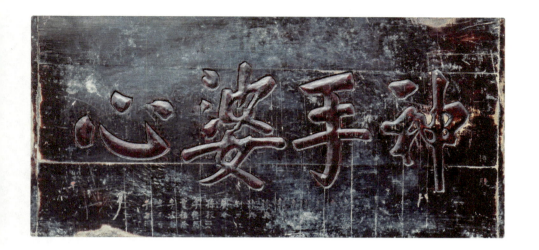

89 神手婆心

【匾　文】　主匾文:神手婆心
【年　代】　清代
【释　义】　手艺精湛如神来之笔,医德高尚如老太太之慈心,这是对医者最高的赞誉。
【规　格】　123厘米×60厘米×3厘米
【材　质】　木质
【收集地】　浙江杭州

90 ## 婴界生佛

【匾　文】主匾文：婴界生佛

【款　识】上款：恭颂大国手育翁赵老先生德行

下款：中华民国三十年十一月吉日

【时　间】1941年农历十一月

【释　义】旧时婴儿死亡率很高，一个好的儿科医生很受
尊重。该匾为歌颂儿科医生所立。

【规　格】213厘米×105厘米×5厘米

【材　质】木质

【收集地】广东

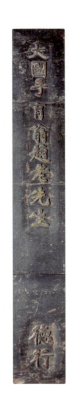
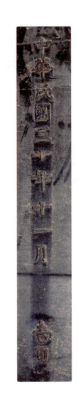

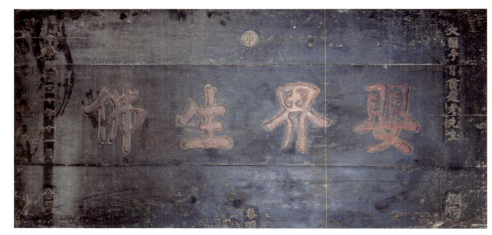

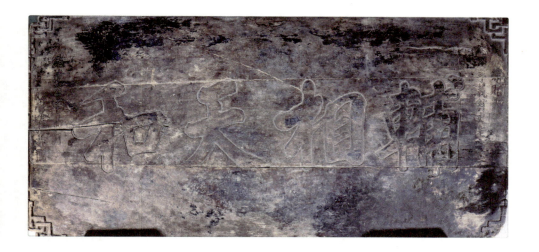

91　辅相天和

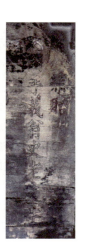

【匾　文】　主匾文：辅相天和
【款　识】　上款：恭赠大国手义翁史老先生
　　　　　　下款：东张茹阖村仝立
　　　　　　　　　　光绪十三年菊月穀旦
【时　间】　1887年农历九月
【规　格】　143厘米×75厘米×4厘米
【材　质】　木质
【收集地】　浙江

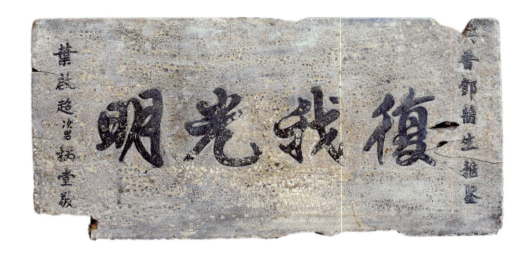

92 复我光明

【匾　文】　主匾文：复我光明
【款　识】　上款：洪普邓医生雅鉴
　　　　　　下款：叶启超次男柄堂敬
【年　代】　民国
【释　义】　用以赞赏眼科医生，帮助患者重见光明。
【规　格】　96厘米×46厘米×2厘米
【材　质】　木质
【收集地】　江西

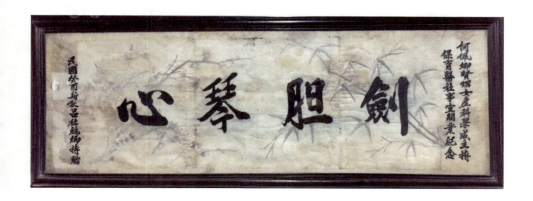

93 剑胆琴心

【匾　文】　主匾文：剑胆琴心
【款　识】　上款：何佩卿贤甥女产科学成主持　保育医社事宜开张纪念
　　　　　　下款：民国癸酉新秋　吕杜端卿持赠
【时　间】　1933年农历七月
【释　义】　外甥女何佩卿学习妇产科有所成，可自主行医，主持保育医社事务，开张以作纪念。
【规　格】　116厘米×44厘米×3厘米
【材　质】　刺绣
【收集地】　广东

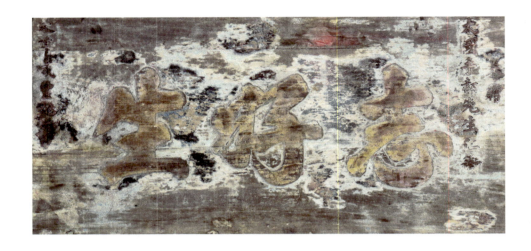

 94 ## 志好生

【匾　文】 主匾文：志好生

【款　识】 上款：恭赠大国手郝先生仁术

　　　　　 下款：大清咸丰九年

【时　间】 1859年

【规　格】 105厘米×60厘米×3厘米

【材　质】 木质

【收集地】 浙江

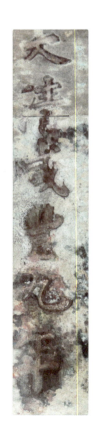
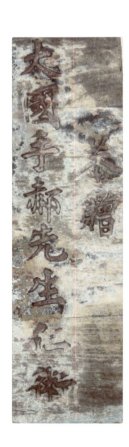

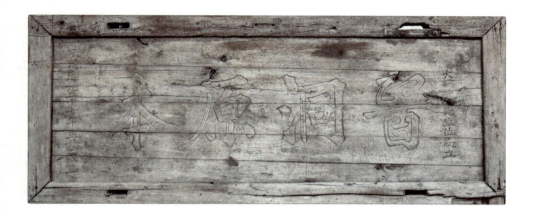

 95 # 医洞原本

【匾　文】	主匾文：医洞原本
【款　识】	上款：恭为大国手□先生位南立
	下款：罗光拜
	大清道光二十七年孟秋榖旦
【时　间】	1847年农历七月
【释　义】	洞：通晓、知悉。这里指精通医学的根源，赞扬医生精通医理、医术高明。
【规　格】	152厘米×60厘米×3厘米
【材　质】	木质
【收集地】	安徽

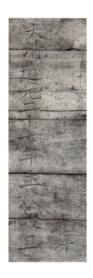 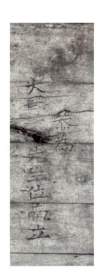

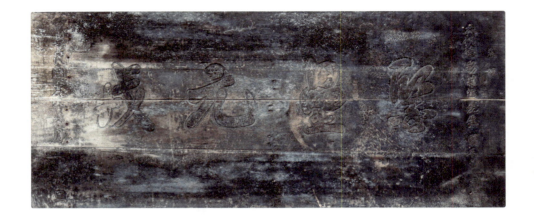

96 医垒元戎

【匾　文】	主匾文：医垒元戎
【款　识】	上款：恭颂大硕德彩翁张先生国手
	下款：乡眷鞠躬
	中华民国十八年冬月穀旦
【时　间】	1929年农历十一月

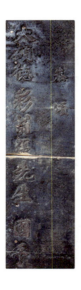 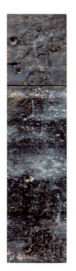 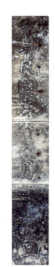

【释　义】《医垒元戎》为研究伤寒之著作，共十二卷，为元代王好古撰。作者初撰于1291年，后原稿佚失，经追忆"十得七八"，复刊于1297年。此书以十二经为纲，首述伤寒，附以杂症。学术渊源以张仲景为本，参酌补充张元素、李东垣等名家论述及症治之法，选方采用《和剂局方》者亦颇多。王氏治病主张"随脉察病，逐脉定方"，书中记述自己的经验方亦不少。现存四种明刻本等。此书有后人节录整理的一卷本刊于《济生拔萃》《东垣十书》《医统正脉》等丛书中。

【规　格】	200厘米×90厘米×3厘米
【材　质】	木质
【收集地】	浙江

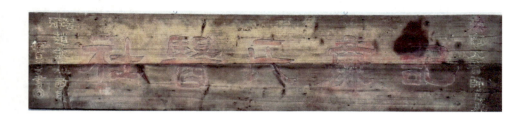

97 记廉氏医社

【匾　文】　主匾文：记廉氏医社
【款　识】　上款：焕南大医师伟鉴
　　　　　　下款：浩头赵钦煜敬赠　何日花书
【年　代】　民国
【规　格】　193厘米×41厘米×3厘米
【材　质】　木质
【收集地】　浙江

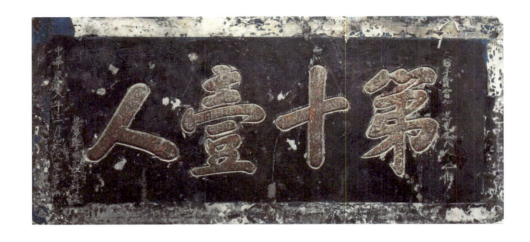

98 第十壹人

【匾　文】 主匾文：第十壹人

【款　识】 上款：大国手贤翁　邵老先生大人仁术

下款：愚弟李惟一顿首拜立

中华民国八年三月正元吉旦

【时　间】 1919年农历三月

【释　义】 "第十壹人"指除去以下古代十大名医之外的第一人，古代十大名医指扁鹊、华佗、张仲景、皇甫谧、葛洪、孙思邈、钱乙、宋慈、李时珍、叶天士。该牌匾就是称颂这位医生的医术是当代第一人的意思。

【规　格】 132厘米×60厘米×12厘米

【材　质】 石质

【收集地】 山西

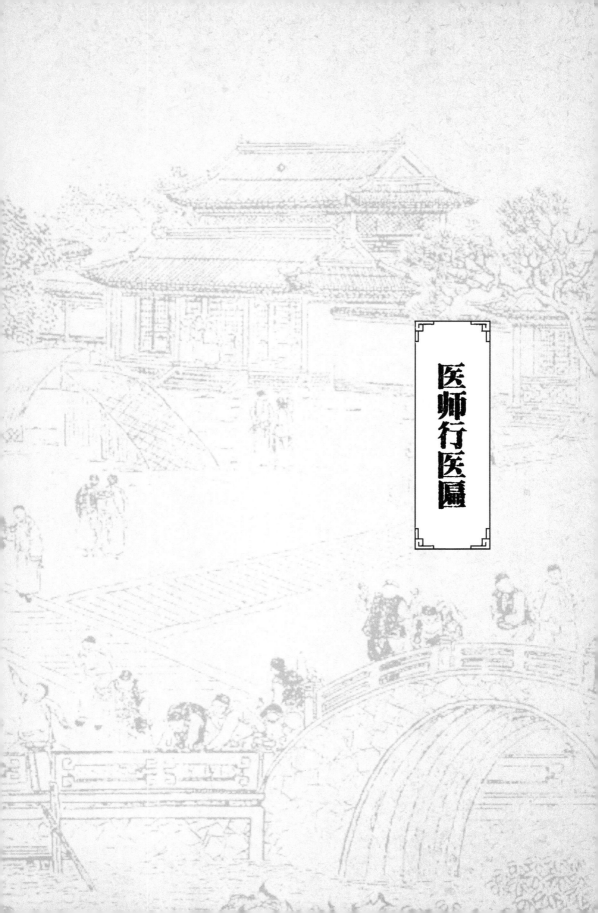

医师行医篇

一、名医师承类匾

姚子祥内外方脉

【匾　文】主匾文：东南湾　夏墨农夫子授　姚子祥内外
　　　　　方脉

【年　代】民国

【释　义】1. 夏墨农（1892—1950 年），字和庄，浙江德清
人，为夏氏外科第四代传人。自幼跟随父亲学
习岐黄之术，弱冠学成。初期悬壶于家乡东南
湾，建"春及堂"广收门徒及弟子，后迁至上海行
医。夏墨农擅长中医内、外科和五官科，在中医
骨伤科亦有建树，尤精于中医外科。在长期临
证实践中，夏墨农认为外科病治疗当内外并治；
对于急性阳证外科疾病，宜就近及早出邪；提倡
和营为治疡机枢，顾护阴液为治疡贯穿始终之
法，注重外治方法的传承、创新。行医四十余
年，因其刀法神速、疗效显著，素有"飞刀""治病
一趟头"之称，名噪一时。

2. 夏氏外科：夏氏外科始创于清代晚期，起源
地为浙江德清戈亭镇东南湾，由夏松泉之父所
创。夏氏外科精于治疗疔疮、痈、痔等症，重视
祖传外敷药物的应用，擅用外科内治法。经过
夏松泉、夏少泉、夏墨农、夏少农、夏涵、施梓桥、
柏连松等几代主要传承人和学术继承人的努
力，尤其是迁入上海发展后，夏氏外科形成了传
统中医外科、中医皮肤科、中医肛肠科、中医乳
腺外科等学科齐全的学科体系，确立了以上海
曙光医院为主体，上海岳阳医院为分支，以及黄
埔区中心医院等各主要传承人单位为网络的发
展局面，已成为上海一大中医外科流派。

【规　格】87 厘米×22 厘米×2 厘米

【材　质】木质

【收集地】浙江德清

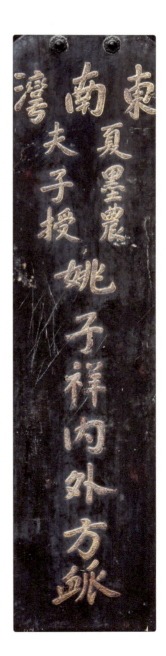

姜润德专治咽喉疰疾幼科针灸大方脉

【匾　　文】　主匾文：浦达泾　王炳泉夫子授　姜
　　　　　　　润德专治咽喉疰疾幼科针灸大方脉
【年　　代】　清代
【规　　格】　103厘米×23厘米×2厘米
【材　　质】　木质
【收集地】　浙江

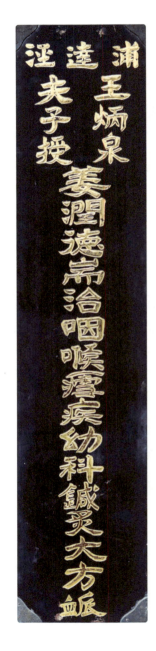

③ 徐崑樑内外喉科专家

【匾　文】主匾文：国医　徐崑樑内外喉科专家
【款　识】上款：业师谈镇顾贯一
　　　　　下款：春在庐题
【年　代】民国
【释　义】1. 徐崑樑：上海浦东人，曾于浦东宣桥镇
　　　　　李桥村开设私人诊所，时间为 1942—
　　　　　1950 年，师从顾贯一。此外，徐崑樑曾于
　　　　　1949—1952 年于李家桥东首开设名为
　　　　　"徐回春堂"的药店，为当地少数兼卖西药
　　　　　的药店。《浦东史志·宣桥镇志》中医疗卫
　　　　　生部分对其有记载。
　　　　　2. 顾贯一：应为上海浦东老港镇人，为当
　　　　　地名医，《浦东史志·老港镇志》卫生体育
　　　　　部分对其有记载。
【规　格】77 厘米×19 厘米×2 厘米
【材　质】木质
【收集地】上海

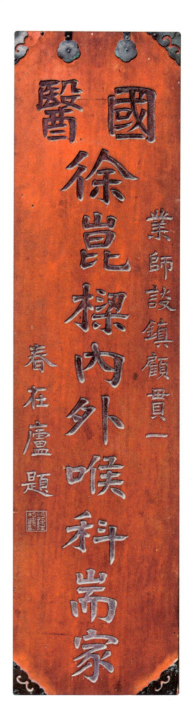

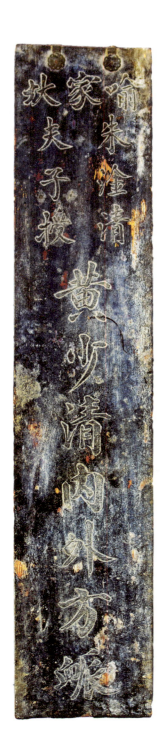

 黄少清内外方脉

【匾　文】　主匾文:喻家圹　朱淦清夫子授　黄少清内
　　　　　　外方脉

【年　代】　清代

【释　义】　方脉:医方与脉象,代指医术。

【规　格】　107厘米×22厘米×1.5厘米

【材　质】　木质(红松)

【收集地】　浙江湖州

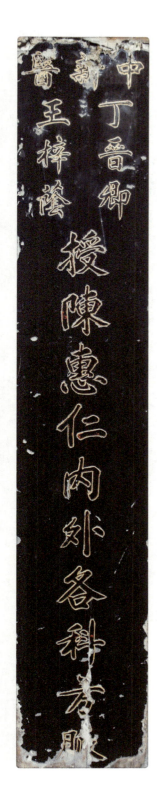

5 授陈惠仁内外各科方脉

【匾　文】　主匾文：中新医　丁晋卿　王梓荫　授陈惠仁
　　　　　　内外各科方脉
【年　代】　民国
【释　义】　这是一块早期关于中西医结合医师的牌匾。陈
　　　　　　惠仁医师是一位中西医结合医师，他有中医、西
　　　　　　医两位老师，分别是丁晋卿和王梓荫。从牌匾
　　　　　　可以看出，在民国时期，我国的中西医结合工作
　　　　　　已经开始。
【规　格】　196厘米×35厘米×2厘米
【材　质】　木质（松木）
【收集地】　浙江杭州

6 朱伯康内外方脉

【匾　文】 主匾文:落驾马桥　张伯雄夫子授　朱伯康内
　　　　　外方脉
【年　代】 民国
【释　义】 落驾马桥:今浙江省桐乡市留良乡。
【规　格】 111厘米×27厘米×3厘米
【材　质】 木质(银杏木)
【收集地】 浙江桐乡

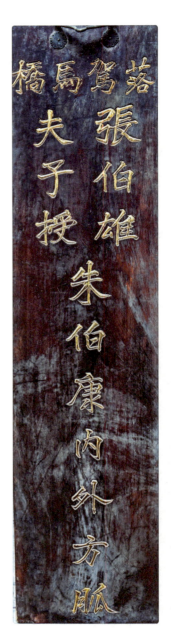

7　施杏轩精理男妇方脉

【匾　文】	主匾文：朱滋谦夫子传　施杏轩精理男妇方脉
【年　代】	清代
【规　格】	127厘米×32厘米×3厘米
【材　质】	木质
【收集地】	浙江湖州

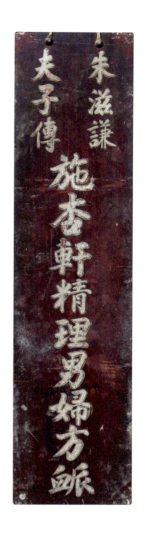

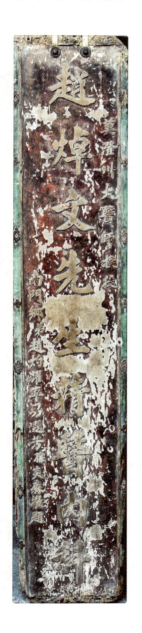

8　赵焯文先生精医内科

【匾　文】	主匾文：赵焯文先生精医内科
【款　识】	上款：莫澄川大医师授徒
	下款：南门乡弟赵灼耀率男遐芳　孙炎森敬题
【年　代】	清代
【规　格】	182厘米×36厘米×3厘米
【材　质】	木质（榕树木）
【收集地】	广东

9 ## 邱仰峰儒理内外方脉

【匾　文】主匾文：乌镇　沈词源夫子授　邱仰峰儒理
　　　　　内外方脉
【年　代】民国
【释　义】乌镇：位于浙江省桐乡市。
【规　格】114厘米×33厘米×2厘米
【材　质】木质
【收集地】浙江桐乡

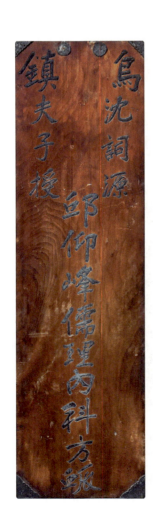

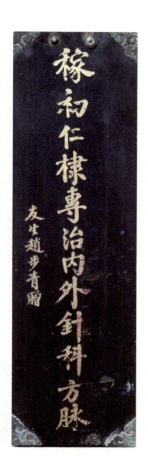

10 稼初仁棣专治内外针科方脉

【匾　文】　主匾文：稼初仁棣专治内外针科方脉
【款　识】　下款：友生赵步青赠
【年　代】　清代
【释　义】　1. 仁棣：是对年轻朋友的尊称，常用于老师称呼学生，即老师自谦地称呼自己的学生。
　　　　　　2. 针科：针灸科。
【规　格】　77厘米×23厘米×2厘米
【材　质】　木质
【收集地】　浙江湖州

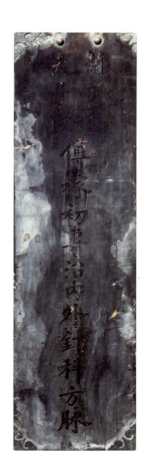

11 传稼初专治内外针科方脉

【匾　文】　主匾文：赵步青夫子授　传稼初专治内外针科方脉
【年　代】　清代
【释　义】　笔者注：上图匾是师父赠，这块匾是自己挂牌用。
【规　格】　77厘米×23厘米×2厘米
【材　质】　木质
【收集地】　浙江湖州

【匾　文】　主匾文:新市　吕莱贤门人邱杏林咽喉外科方脉
【年　代】　民国
【释　义】　新市:位于浙江省湖州市德清县(东部)。
【规　格】　97厘米×18.5厘米×2厘米
【材　质】　木质(银杏木)
【收集地】　浙江湖州

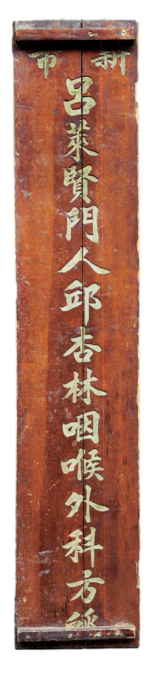

二、祖传医术类匾

13 黄作琴先生方脉

【匾　文】 主匾文：世医　黄作琴先生方脉

【款　识】 下款：砚弟辛丑举人潘燿华拜题

【时　间】 1901年

【释　义】 1. 世医：指世代以医药为业者，我国历来有不
少医生是子承父业、世代从事医药职业的。
此种形式为中医传统的传授及教育形式。
2. 砚弟：同窗好友。

【规　格】 126厘米×31厘米×2厘米

【材　质】 木质（榕树木）

【收集地】 广东广州

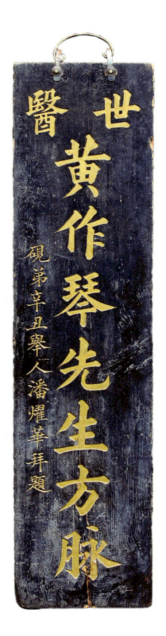

14 祖传马绵球授男世相孙泽远方脉 兼在广州市冯瑞銮国医学校毕业

【匾　文】 主匾文:国医　祖传马绵球授男世相孙泽远方脉　兼在广州市冯瑞銮国医学校毕业

【款　识】 下款:统理男妇小儿内外全科

【年　代】 民国

【释　义】 1. 冯瑞銮,曾为广东光汉中医专门学校《伤寒论》教习,留有《广东光汉中医专门学校伤寒论讲义》一书。

2. 国医学校:应为广东光汉中医专门学校。1917年医学卫生社衍生"广东中医教员养成所",1918年原求益社同人又创办"广东医学实习馆",直至1924年2月,全部归并入广东光汉中医专门学校。校址在永汉南路麦栏街,设有附属医院。学校规模虽不大,在校学生五十余人,但对发展中医学却有一定作用,培养了一批中医生。抗日战争爆发后,迁校于顺德陈村。抗战胜利后迁回原校址复课,新中国成立后并入省立中医学校。

【规　格】 130厘米×40厘米×2.5厘米

【材　质】 木质

【收集地】 广东潮州

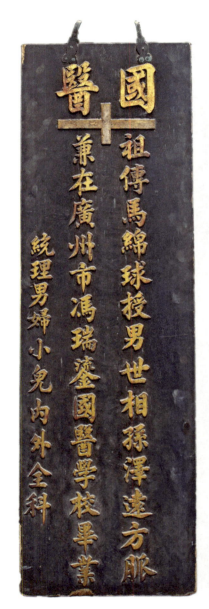

夏蒲川男杏煦精理疮瘄儿科伤寒方脉

【匾　文】 主匾文:祖传　夏蒲川男杏煦精理疮瘄
　　　　　儿科伤寒方脉

【款　识】 下款:戎念功书赠

【年　代】 清代

【释　义】 1. 戎念功:清代绍兴安昌镇举人。
　　　　　2. 瘄:麻疹,疹子。清代张潞所著《张氏
　　　　　医通·婴儿门》:"麻疹,俗名痧子,浙人
　　　　　呼为瘄子。"

【规　格】 103厘米×31厘米×2厘米

【材　质】 木质(银杏木)

【收集地】 浙江绍兴

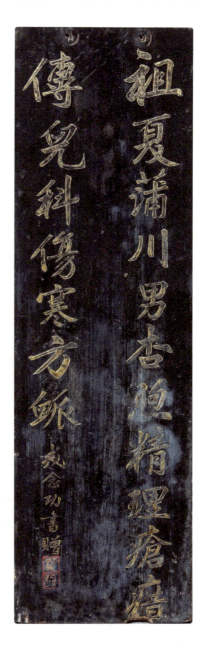

16 方氏内外医理

【匾　文】 主匾文：江南　方氏内外医理

【年　代】 清代

【释　义】 江南方氏：素有"江南方氏出淳安"的说法。西汉末年，丹阳县令方纮因王莽篡权，为避乱从河南迁居安徽歙县东乡（今为浙江淳安），成为徽严二州，乃至所有的江南方氏之共祖，故考查本匾可能为浙江淳安一方姓家族所有。

【规　格】 93厘米×24厘米×2.5厘米

【材　质】 木质

【收集地】 浙江杭州

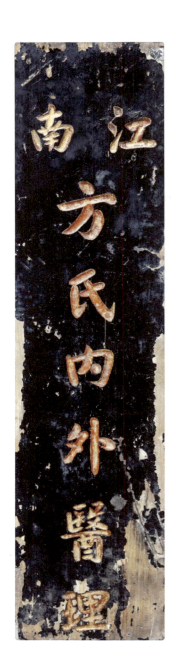

17 邹显辉内外方脉杂症

【匾　文】主匾文:祖传　邹显辉内外方脉杂症
【款　识】上款:驰名眼科
　　　　　下款:专治麻痘
【年　代】民国
【释　义】1. 麻痘:古人对小儿疾病的认识主要
　　　　　概括为"麻痘惊疳"四个字,"麻痘"即
　　　　　其中之二。"麻"即指麻疹,"痘"即古时
　　　　　之天花病。
　　　　　2. 邹医师为传统中医,除了内、外科以
　　　　　外,还兼眼科和传染病。中医的整体
　　　　　观在以前是非常明显的,只是现在的
　　　　　中医是专科中的专科,西化比较厉害。
【规　格】83厘米×25厘米×2厘米
【材　质】木质
【收集地】浙江

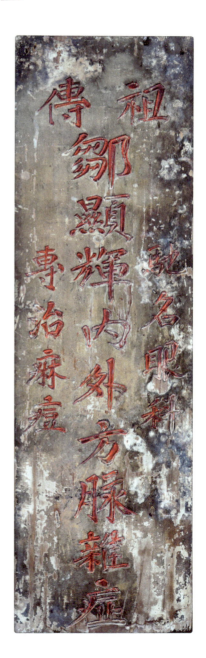

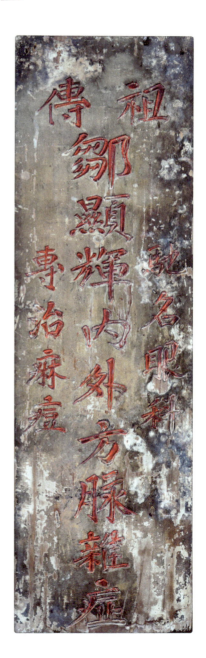

18 袁寿彭统理儿科方脉专治痘疹惊风

【匾　文】主匾文：世医　袁寿彭统理儿科方脉　专
　　　　　治痘疹惊风
【款　识】上款：善种牛痘
　　　　　下款：辛丑春月同伯王同书赠
【时　间】1901年农历正月
【规　格】106厘米×31厘米×2厘米
【材　质】木质
【收集地】浙江杭州

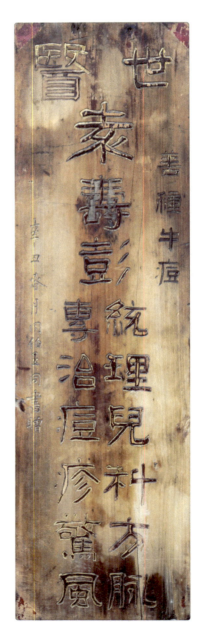

19 张心贤男妇大小方脉

【匾　文】主匾文：世医　张心贤男妇大小方脉
【年　代】清代
【释　义】笔者注：细看一下，该牌匾上刀痕累累，估计曾被当作砍肉砧板使用。
【规　格】100厘米×24厘米×2厘米
【材　质】木质
【收集地】浙江

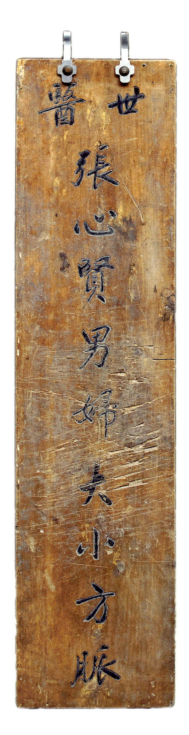

20 吴筱轩先生专治眼科

【匾　文】 主匾文：祖传　吴筱轩先生专治眼科
【款　识】 下款：梁体安敬献
【年　代】 清代
【规　格】 184厘米×24厘米×2厘米
【材　质】 木质
【收集地】 江苏常州

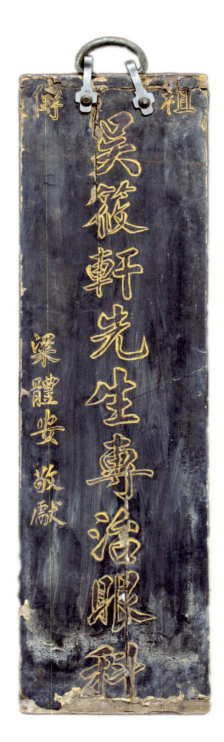

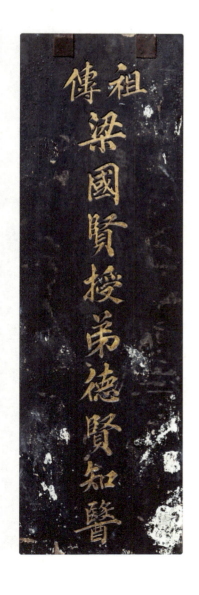

21 梁国贤授弟德贤知医

【匾　文】　主匾文：祖传　梁国贤授弟德贤知医
【年　代】　清代
【释　义】　知医：知名医生。
【规　格】　90厘米×30厘米×3.5厘米
【材　质】　木质
【收集地】　广东

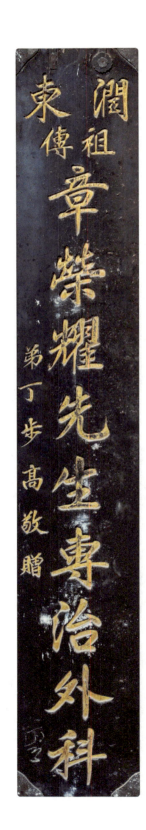

22 章荣耀先生专治外科

【匾　文】　主匾文:润东　祖传　章荣耀先生专治外科
【款　识】　下款:弟丁步高敬赠
【年　代】　清代
【规　格】　110厘米×28厘米×2.5厘米
【材　质】　木质(柏木)
【收集地】　浙江杭州

三、国医国手类匾

23 大国手黄建初先生内外方脉

【匾　文】　主匾文：恭颂　大国手黄建初先生
　　　　　　内外方脉

【款　识】　下款：顺邑登洲乡　弟何能陶敬题

【时　间】　1839年2月

【释　义】　顺邑登洲乡：可能为今广东省佛山
　　　　　　市顺德区陈村镇登洲村。

【规　格】　94厘米×32厘米×2.5厘米

【材　质】　木质（樟木）

【收集地】　广东台山

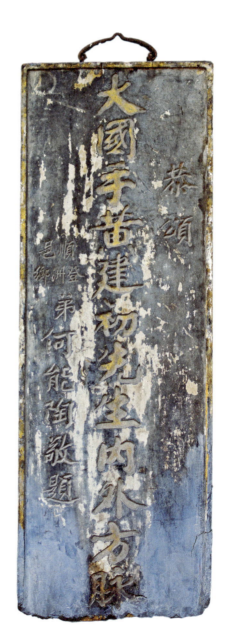

24 谭穆林先生专医跌打风病恶疮男妇小儿奇难杂症

【匾　文】主匾文:大国手　谭穆林先生　专医跌打
　　　　　风病恶疮　男妇小儿奇难杂症
【款　识】下款:塘面乡九如里雷慈维敬送
【年　代】清代
【释　义】塘面乡:此牌匾为"雷慈维"赠送,台山市
　　　　　大江塘面乡(今大江镇)为雷氏族人聚集
　　　　　地之一,故考虑此处"塘面乡"可能位于今
　　　　　广东省台山市大江镇内。
【规　格】94厘米×27厘米×2厘米
【材　质】木质
【收集地】广东江门

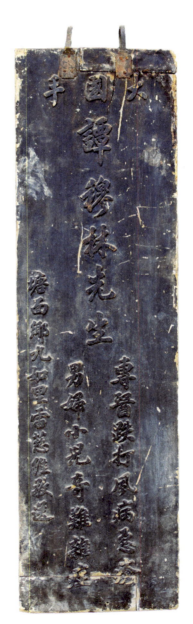

张博泉先生大小方脉

【匾　文】　主匾文:大国手　张博泉先生大小方脉
【款　识】　下款:世侄潘端甫拜题
【年　代】　清代
【释　义】　潘端甫:潘镇,字端甫,号意莲,安徽泾县
　　　　　人,为清朝贡生,以授徒为生。著有《意
　　　　　莲诗钞》五卷,附《意莲笔记》二卷,1925
　　　　　年撷华书局活字印本3册,现藏于山西大
　　　　　学图书馆。
【规　格】　141厘米×31厘米×3厘米
【材　质】　木质
【收集地】　安徽

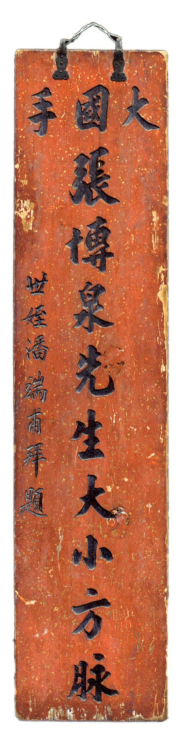

【匾　文】主匾文：国医　王星桥专治一切疔疮
【款　识】上款：兼治咽喉杂症
　　　　　下款：李仁书赠
【年　代】民国
【释　义】疔疮：好发于面部和手足部的外科疾患。
【规　格】105厘米×28厘米×2厘米
【材　质】木质
【收集地】浙江

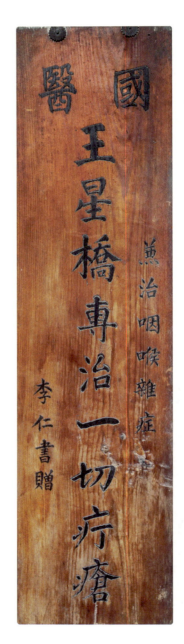

中国近代牌匾的中医药元素

27 马光汉贤婿针灸内外方脉

【匾　文】 主匾文：国医　马光汉贤婿针灸内外方脉
【款　识】 下款：金山许文贤题赠
【年　代】 民国
【规　格】 90厘米×28厘米×2厘米
【材　质】 木质
【收集地】 上海

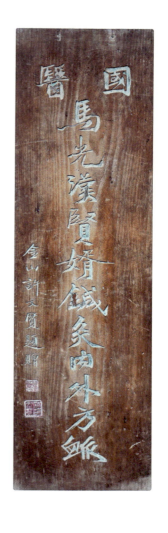

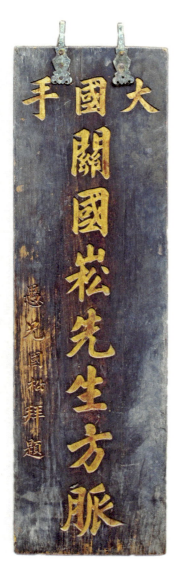

28 关国崧先生方脉

【匾　文】 主匾文：大国手　关国崧先生方脉
【款　识】 下款：愚兄国松拜题
【年　代】 清代
【规　格】 95厘米×28厘米×3厘米
【材　质】 木质
【收集地】 浙江杭州

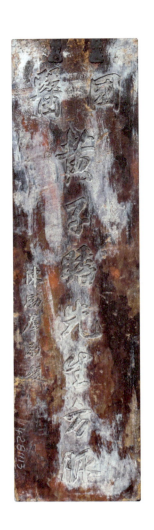

29 黄子瞻先生方脉

【匾　文】	主匾文:国医　黄子瞻先生方脉
【款　识】	下款:陈励群敬题
【年　代】	清代
【规　格】	114厘米×32厘米×3厘米
【材　质】	木质(楠木)
【收集地】	浙江桐乡

30 富臣杨先生方脉专医内外杂症

【匾　文】	主匾文:大国手　富臣杨先生方脉　专医内外杂症
【款　识】	下款:愚弟陈兆翘拜题
【年　代】	清代
【规　格】	135厘米×30厘米×3厘米
【材　质】	木质
【收集地】	浙江

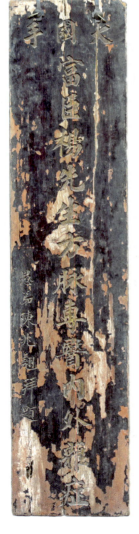

四、儒医名家类匾

31 李味根大方脉

【匾　文】主匾文：儒医　朱仰苏夫子授　李味根大方脉
【款　识】下款：戊午清和月鹿宾题赠
【时　间】1918年农历四月
【释　义】朱仰苏：其孙朱鹿宾（1877—1948年），名国光，
　　　　　号鹿宾，为民国嘉兴王店著名中医。其祖上原
　　　　　为歙县（现安徽省黄山市境内）人，后迁至浙江
　　　　　嘉兴桐乡，太平天国后迁至浙江嘉兴王店，故考
　　　　　究朱仰苏可能为歙县或桐乡或王店人。自朱仰
　　　　　苏起朱家世代行医，其子朱震山、朱鹤清，其孙
　　　　　朱鹿宾，曾孙朱觉先、朱旭初、朱纪常、朱兆均以
　　　　　悬壶济世为业，并卓有成就。
【规　格】83厘米×23厘米×2厘米
【材　质】木质
【收集地】浙江桐乡

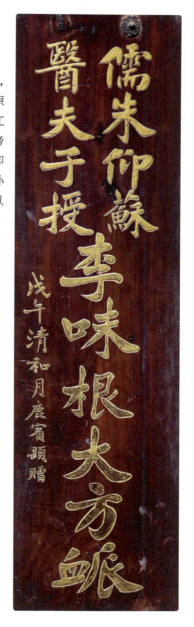

32 李受岐先生大小方脉

【匾 文】 主匾文:儒医　李受岐先生大小方脉
【款 识】 下款:愚弟蔡毓枢拜
【年 代】 清代
【规 格】 125厘米×32厘米×3厘米
【材 质】 木质
【收集地】 浙江

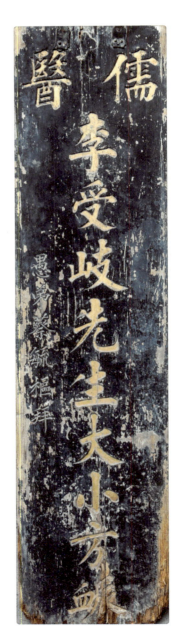

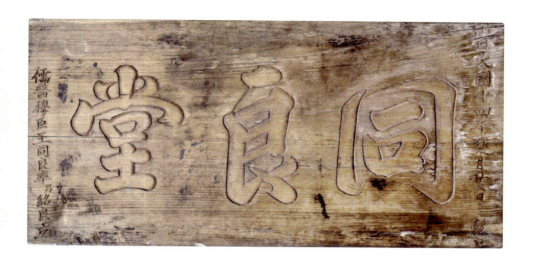

33 同良堂

【匾　　文】	主匾文:同良堂
【款　　识】	上款:时民国十四年夏月二十八日榖旦
	下款:儒医穆臣王同良率男绍良立
【时　　间】	1925年农历六月二十八日
【规　　格】	100厘米×50厘米×4厘米
【材　　质】	木质(松木)
【收集地】	云南昆明

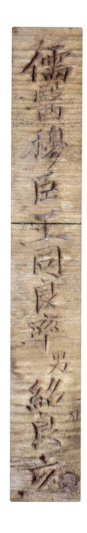
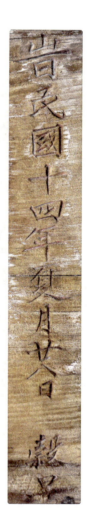

五、中医院校类匾

 国医关荣溢

【匾　文】　主匾文：国医　关荣溢

附文：广东光汉中医专门学校毕业

【年　代】　民国

【释　义】　关荣溢：清光绪三十三年（1907年），关培元、关荣溢的医馆在赤坎古镇上埠的中华西路开业。关培元、关荣溢毕业于广东光汉中医专门学校，是清末民国时期有名的中医师。

【规　格】　40厘米×30厘米×2厘米

【材　质】　木质

【收集地】　广东

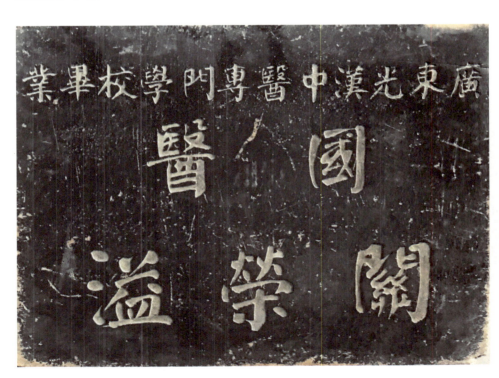

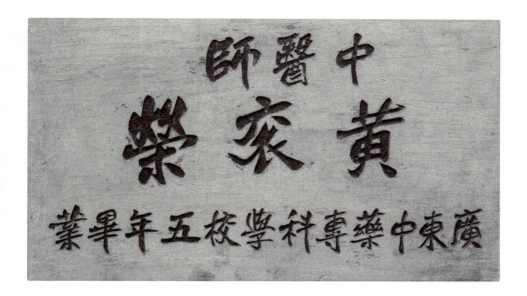

35 中医师黄衮荣

【匾　文】　主匾文：中医师　黄衮荣
　　　　　　附文：广东中药专科学校五年毕业
【年　代】　民国
【释　义】　1. 广东中药专科学校：此校亦是广东光汉中医专门学校。
　　　　　　2. 黄衮荣：广东人，1978 年被广东省人民政府授号"广东省名老中医"。广兴堂国医馆则收藏了黄老先生的整套行医证明材料。
【规　格】　48 厘米×24 厘米×3 厘米
【材　质】　木质（柳桉木）
【收集地】　广东

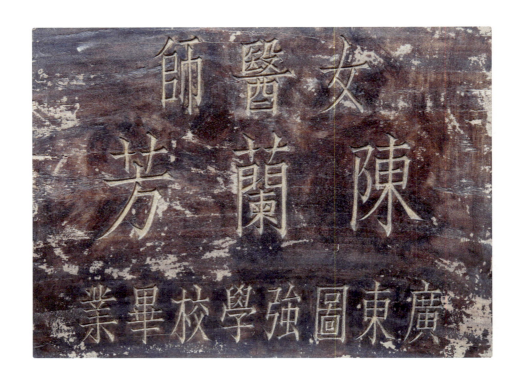

女医 師

陳 蘭 芳

廣東圖強學校畢業

36 女医师陈兰芳

【匾　文】　主匾文：女医师　陈兰芳
　　　　　　附文：广东图强学校毕业

【年　代】　民国

【释　义】　广东图强学校：又名广东图强高级助产学校、伍汉持纪念医院、图强医学堂等，为
　　　　　　伍汉持（1872—1913年）所创立。伍汉持，广东新宁（今台山）人，中国近代民主
　　　　　　革命家。他早年曾在顺德接受基督教会洗礼，并拜传教士为师，学习西医。毕业
　　　　　　之后，先后在开平、香港、广州等地创办医馆，悬壶济世；并与友人合创了赤十字
　　　　　　会，对百姓施医赠药，开创了中国红十字会的先河。伍汉持于1903年与谭民三、
　　　　　　萧敬宗等组织油麻地中国基督教会分会，被举为会正，并创立华英学堂，附设体
　　　　　　育会，亲自教授兵式体操。1906年，迁居广州旧仓巷，创立广东图强学校，兼办赠
　　　　　　医事业。

【规　格】　42厘米×30厘米×2厘米

【材　质】　木质（榕树）

【收集地】　广东

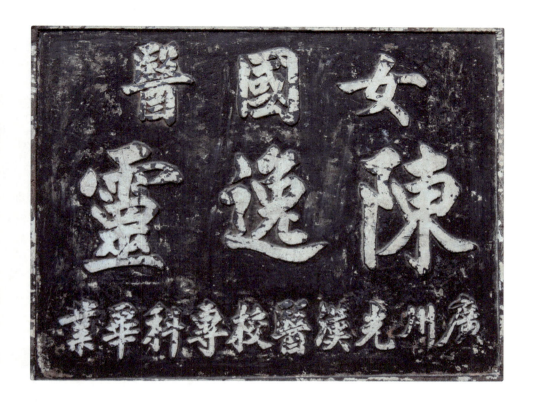

37 女国医陈逸灵

【匾　文】 主匾文：女国医　陈逸灵
　　　　　 附文：广州光汉医校专科毕业
【年　代】 民国
【规　格】 45厘米×35厘米×2厘米
【材　质】 木质（樟木）
【收集地】 广州

六、其他常规医师行医匾

38 朱雷氏统理妇儿老少内外全科

【匾　文】主匾文:女医生　朱雷氏统理妇儿老少
内外全科

【款　识】上款:专医眼科邪风痘麻痈疽大小疮科
下款:上环村李云钜男荣煜敬送

【年　代】民国

【释　义】1. 邪风:指伤人致病之风,即中医外感
六淫之风邪。
2. 痈疽:发生于体表、四肢、内脏的急性
化脓性疾患,是一种毒疮。痈发于肌
肉,红肿高大,多属于阳证。疽发于骨
之上,平塌色暗,多属于阴证。现代医
学解释其为皮肤的毛囊和皮脂腺成群
受细菌感染所致的化脓性炎症,病原菌
为葡萄球菌。
3. 上环村:今广东省东莞境内。

【规　格】78厘米×30厘米×3厘米

【材　质】木质(桃木)

【收集地】广东汕头

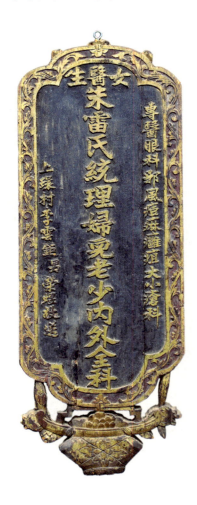

39 汤逢时先生包医疮科花柳杂症

【匾　文】主匾文:汤逢时先生包医疮科花柳
　　　　　杂症

【款　识】上款:眼科眼药
　　　　　下款:甯邑邝滚廷敬送

【年　代】民国

【释　义】1. 花柳:古时所谓"四肢酸痛,上攻
　　　　头面"即描述本病,其表现类似梅
　　　　毒。有"恶疮久不瘥"之说,也可能
　　　　是梅毒的萌芽。
　　　　2. 甯邑:"甯"同"宁",甯邑即今河
　　　　南省新乡市获嘉县徐营镇宣阳驿
　　　　村,为"宁"姓起源地。

【规　格】76厘米×31厘米×3厘米

【材　质】木质

【收集地】河南

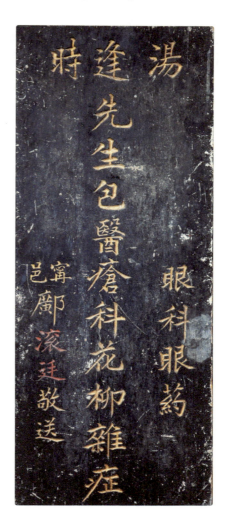

40 子辰戴先生精理大小方脉

【匾 文】 主匾文：子辰戴先生精理大小方脉
【款 识】 下款：愚弟　静山　慈之　仝拜
【年 代】 清代
【规 格】 126厘米×30厘米×3厘米
【材 质】 木质
【收集地】 广东江门

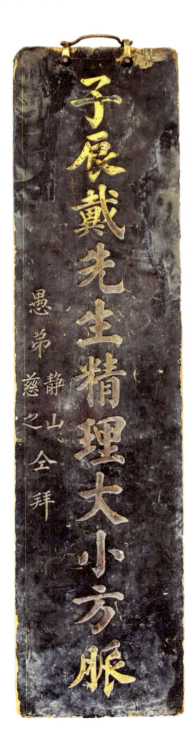

胡维彬授男持迪知医

【匾　文】	主匾文：中医生　胡维彬授男持迪知医
【款　识】	下款：儒良　坪口村胡维畴拜题
【年　代】	民国
【规　格】	84厘米×32厘米×4厘米
【材　质】	木质
【收集地】	浙江

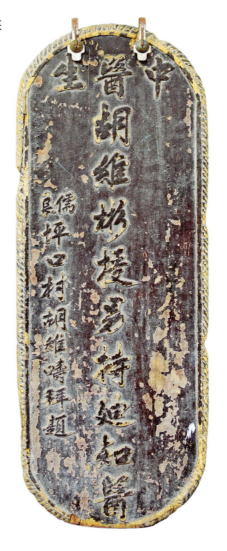

42 朱雷氏统理妇儿内外杂症

【匾　文】主匾文：良医　朱雷氏统理妇儿内外杂症
【款　识】下款：甯邑白石村刘添显拜题
【年　代】清代
【释　义】白石村：今广东省惠州市惠阳区内。该女
　　　　　医生在周边有较大的名气，病人多来自惠
　　　　　州、东莞等地。
【规　格】79厘米×28厘米×3厘米
【材　质】木质
【收集地】广东

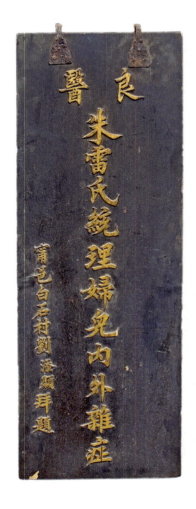

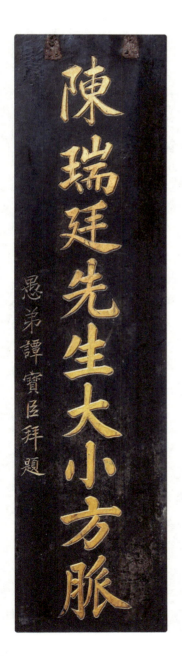

 陈瑞廷先生大小方脉

【匾　文】　主匾文:陈瑞廷先生大小方脉
【款　识】　下款:愚弟谭宝臣拜题
【年　代】　民国
【规　格】　111厘米×29厘米×3厘米
【材　质】　木质
【收集地】　浙江衢州

44 詹骞鹄内外疮疡杂症

【匾　文】　主匾文:詹骞鹄内外疮疡杂症
【款　识】　上款:祖传桃花散
【时　间】　1905 年
【释　义】　詹朝升(1886—1938 年),字骞鹄,
　　　　　　浙江黄岩人,为清代秀才,仕途失意
　　　　　　后,随师学习中医,并勤研医典。在
　　　　　　黄岩海门镇西沙岸(今台州市椒江
　　　　　　区人民路)行医,擅长外科,尤以疮
　　　　　　疡科为长。后代多以中医为业,子
　　　　　　詹学斌,字德禄,主任中医师,浙江
　　　　　　省名中医,擅长内科杂症。孙詹强,
　　　　　　字茂濡,主任中医师,浙江省名中
　　　　　　医,擅长针灸推拿。
【规　格】　115 厘米×25 厘米×2 厘米
【材　质】　木质
【收集地】　浙江台州

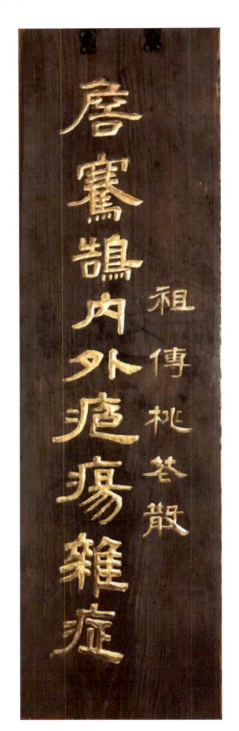

45 石杰卿先生方脉

【匾　文】 主匾文:石杰卿先生方脉
【款　识】 下款:杜子云拜题
【年　代】 民国
【规　格】 100厘米×33厘米×3厘米
【材　质】 木质
【收集地】 浙江

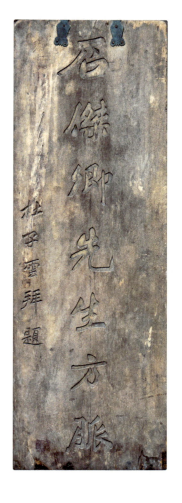

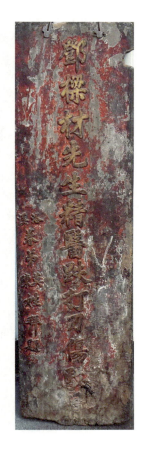

46 邓樑材先生精医跌打刀伤驳骨

【匾　文】 主匾文:邓樑材先生精医跌打刀伤驳骨
【款　识】 下款:浴溪眷弟莫陈姓拜题
【年　代】 民国
【释　义】 1. 为中医骨伤医师牌匾,有其书写特色。
　　　　　 2. 驳:即接驳、接骨的意思。
【规　格】 118厘米×33厘米×3厘米
【材　质】 木质(榕树)
【收集地】 广东

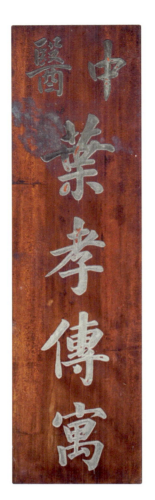

47 叶孝传寓

【匾　文】　主匾文：中医　叶孝传寓
【年　代】　民国
【释　义】　叶孝传：民国时期浙江淳安人，曾在上海
　　　　　　等地行医，后赴日本。
【规　格】　98厘米×28厘米×2厘米
【材　质】　木质
【收集地】　浙江杭州

48 汪问舟曾孙杏池医室

【匾　文】　主匾文：汪问舟曾孙杏池医室
【年　代】　民国
【规　格】　141厘米×20厘米×2厘米
【材　质】　木质
【收集地】　浙江杭州

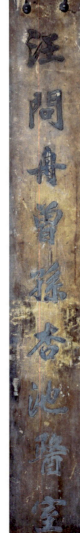

49 永善堂专治男妇小儿一切杂症

【匾　文】　主匾文：邬邑　永善堂专治男妇小儿一切杂症
【年　代】　清代
【释　义】　邬邑：今为河南偃师西南部，春秋时原为郑国
　　　　　　之地，公元前712年周桓王取邬之田于郑后归
　　　　　　于周。
【规　格】　214厘米×20厘米×3厘米
【材　质】　木质（核桃木）
【收集地】　山西

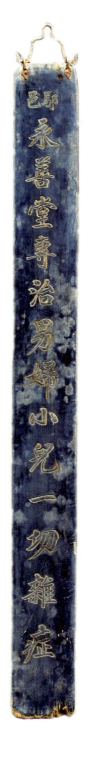

50 卢氏医理

【匾　文】　主匾文：卢氏医理

【年　代】　清代

【释　义】　清代晚期，一代名医郑钦安悬壶济世于成都，其医理、医术造诣俱臻上乘，医德亦冠绝侪辈，趾踵求治者常络绎不绝，声望日隆。特别是他重人身元阴、元阳为立命之本，而以扶坎离真阳为主，善用姜、肉桂、附子等大辛大热药味，量重而准，治愈不少医生束手无策之大症、急症、危症、绝症，而被人尊称为"郑火神"。其在活人之余，尚著书存世，《医理真传》《医法圆通》《伤寒恒论》三书誉满天下，启迪后人无数。

钦安先生广为传道授业，其真传弟子卢铸之更是将其医理精髓发扬光大，且于法更精、用药更纯，卢氏三代均获"火神"美名。

郑钦安最后的十余年时间就是由卢铸之先生相伴随而度过的。到了清代末期，郑钦安的第三部书《伤寒恒论》发行，主要是由卢铸之先生参与整理，当时郑氏已经九十多岁。郑氏去世后，卢铸之游学3年后返回四川成都，在光绪末年开设了"养正医馆"。由于卢铸之也善用扶阳药物，临床疗效显著，屡起固疴，因此享誉巴蜀，世人也尊其为"卢火神"。卢铸之之子卢永定先生出身中医世家，继承和发扬了郑钦安、卢铸之的学术思想，善于运用大剂量辛温扶阳的姜、肉桂、附子等药物治疗外感疾病、内伤杂病，故其也被尊为"卢火神"。1911年，卢铸之在成都开设了一个"扶阳医坛"，主要讲《内经》《伤寒论》《金匮要略》《神农本草经》以及郑钦安的三部书。他每周讲2～3次，每次1～2小时，主要为临床医案、中医经典。来听课的学生有云南的吴佩衡、上海的祝味菊（先在四川，后到上海），以及成都的范中林、田八味等诸多学者。卢铸之去世以后，卢永定先生在20世纪60年代到80年代初期继续开办这个讲坛，讲医理，讲钦安、卢氏学术思想，讲临床所得。卢氏传人卢崇汉教授（1947—）师从其祖父卢铸之先生、伯父卢永定先生。卢崇汉深得祖父两辈悉心教培，医道日进，17岁即悬壶成都，19岁已有医名，临证也善用桂附起沉疴大疾，深得扶阳三昧，亦有"火神"之称。他现供职于成都中医药大学，著有《扶阳讲记》一书。

【规　格】　73厘米×19厘米×2厘米

【材　质】　木质

【收集地】　湖北武汉

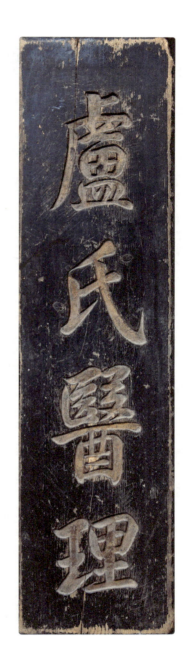

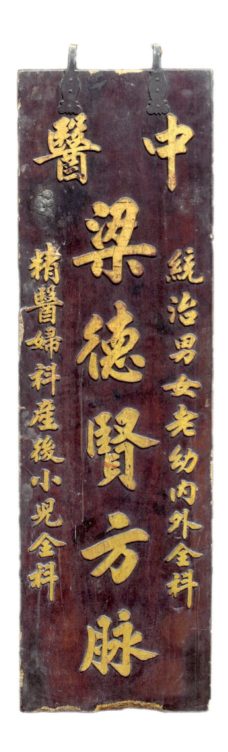

51　梁德贤方脉

【匾　文】主匾文：中医　梁德贤方脉

【款　识】上款：统治男女老幼内外全科

　　　　　下款：精医妇科产后小儿全科

【年　代】清代

【规　格】103厘米×30厘米×3厘米

【材　质】木质

【收集地】浙江

侯伟德女医士

【匾 文】 主匾文:侯伟德女医士
【款 识】 上款:专治妇人小儿科推拿百病
　　　　　　方脉
　　　　　　下款:世居曹家渡西吴家宅
【年 代】 民国
【释 义】 曹家渡西吴家宅:今上海静安区
　　　　　　内。这是唯一一个由推拿科医师
　　　　　　挂牌的诊所,证明在民国时期,小
　　　　　　儿推拿已经有一定影响。
【规 格】 127厘米×44厘米×2.5厘米
【材 质】 木质
【收集地】 上海

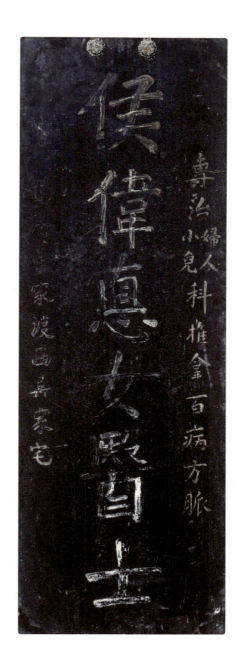

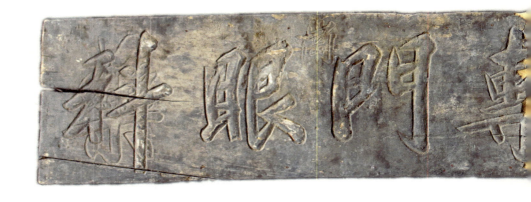

53 俊厚堂专门眼科

【匾　文】 主匾文:彪岗　俊厚堂专门眼科

【年　代】 民国

【释　义】 "眼科"的"科"字后面隐约的可见"药"
字,证明原为一"眼药"店,后发展为"眼
科",医药一体,规模扩大。

【规　格】 38厘米×219厘米×3厘米

【材　质】 木质

【收集地】 河南

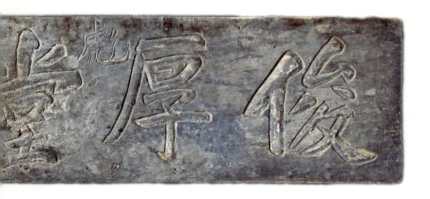

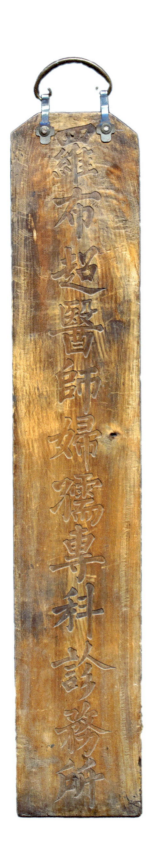

 罗布超医师妇孺专科诊务所

【匾　文】主匾文：罗布超医师妇孺专科诊务所

【年　代】民国

【规　格】112厘米×19.5厘米×2厘米

【材　质】木质

【收集地】浙江

55　恒安堂精医外科奇难杂症

【匾　文】　主匾文：恒安堂　精医外科奇难杂症
【款　识】　上款：统理眼科
　　　　　　下款：跌打炮码
【年　代】　清代
【释　义】　炮码：枪炮损伤等外伤疾病。
【规　格】　80厘米×32厘米×2厘米
【材　质】　木质
【收集地】　浙江

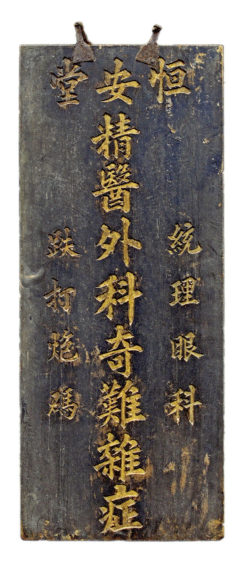

56 医隐庐

【匾　文】 主匾文：医隐庐

【款　识】 下款：傅德谦题

　　　　　　壬戌三月穀旦

【时　间】 1922年农历三月

【释　义】 1. 清末御医力钧隐退后，以"医隐庐"挂牌行医。

力钧（1855—1925年），字轩举，号医隐，福建永泰人。幼年跟随刘善曾读书。刘好文通医，并以《说文》论证《内经》。在其影响下，力钧幼年即对医学产生了浓厚的兴趣。后又跟陈崇备、张熙皋学习《内经》《三家本草》《伤寒论》。1879年，力钧中秀才，1889年参加乡试成为己丑恩科举人。光绪十六年（1890年），他赴京会试不第，后回闽。因女儿病重，群医束手无策，力钧用"白虎汤加大黄"治愈，从此为人诊病疏方。继而其妹病，广求名医，"方纸积叠成寸"，而病愈重，力钧用"真武汤"，后又加桂附，很快治愈，此后有医名，登门求治者日众。此外力钧还学习了西方解剖学译著《全体阐微》，并与《内经》《难经》进行了比较，著成《内经难经今释》。光绪十七年（1891年），力钧应侨商之邀赴新加坡，治愈多名富商。由于当时南洋缺乏中药，他参用西药，疗效显著，被当地誉为"中西名医"。光绪二十年（1894年），他再度上京参加会试，常为达官显贵医病，医声卓著，许多人留他在京行医，他以母病辞归。到福州适遇鼠疫流行，他用"大青汤"治愈数百人。1897年，力钧东渡日本，考察明治维新以后日本医学的发展，广购医药书籍。光绪二十九年（1903年），他任商部主事，移家北京，亦官亦医，皇室贵族争趋延诊。1906年，慈禧身体不适，军机大臣奕劻推荐力钧供奉内廷，为慈禧诊病，诊脉署方后药到病除。此后又多次为光绪诊病，深得光绪信任。当时宫中权力斗争激烈，为避免殃及自身，坚辞太医之职，隐居南苑，以农圃自晦，字署堂号"医隐庐"。1910年，力钧随驻英大使出访欧洲，游历了德、法、瑞典、意、俄等国，考察其医政、医学教育等事项。辛亥革命以后，他在京挂牌行医，北京四大名医之一的汪逢春曾拜他为师。著有《崇陵朱书脉案》《难经古注校补》；编辑《历代医籍存佚考》，辑《伤寒论》。

2. 傅德谦：民国时期杭州著名书法家。

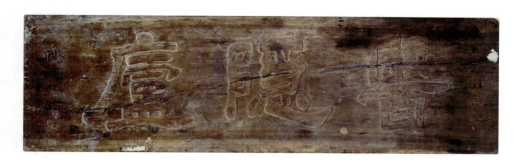

【规　格】　182厘米×56厘米×3厘米

【材　质】　木质（银杏木）

【收集地】　上海

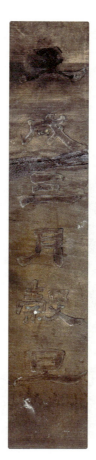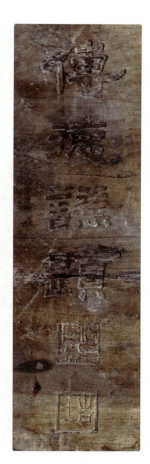

57 朱鹤琴治疗所

【匾　文】主匾文:朱鹤琴治疗所

【款　识】下款:一德路西　美臣公司制

【年　代】民国

【释　义】1. 该招牌色彩特别,为日本人占领广州时开的诊所,名字也参照日式风格叫"治疗所"。

2. 一德路为广州市越秀区的一条东西走向的道路,因路旁有明清时期一德学社得名。清朝时是广州南城墙;民国九年(1920年)拆城墙为马路。

【规　格】126厘米×33厘米×3厘米

【材　质】木质(杉木)

【收集地】广东广州

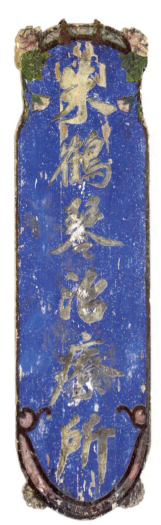

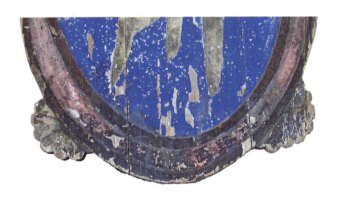

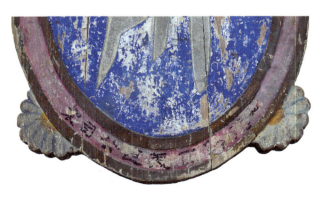

中国近代牌匾的中医药元素

170

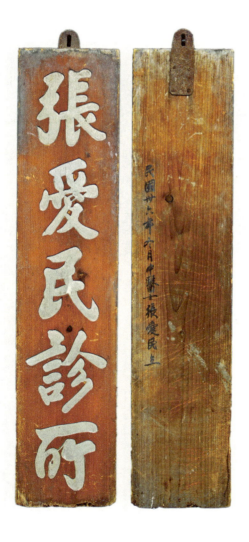

58 张爱民诊所

【匾　文】	主匾文：张爱民诊所
【款　识】	背面款：民国三十六年六月
	中医士张爱民立
【时　间】	1947年农历六月
【规　格】	97厘米×21厘米×2厘米
【材　质】	木质（杉木）
【收集地】	广东广州

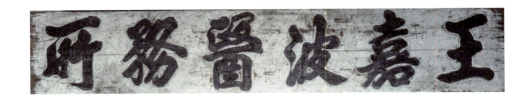

59 王嘉波医务所

【匾　文】　主匾文：王嘉波医务所
【年　代】　民国
【规　格】　210厘米×38厘米×2厘米
【材　质】　木质（榕树）
【收集地】　广东

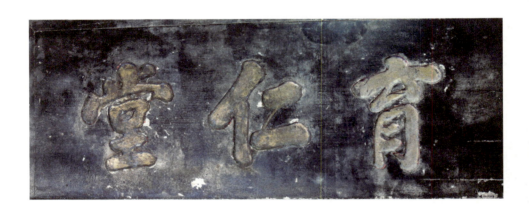

60 育仁堂

【匾　文】　主匾文：育仁堂
【年　代】　清代
【规　格】　120厘米×50厘米×3厘米
【材　质】　木质
【收集地】　河北

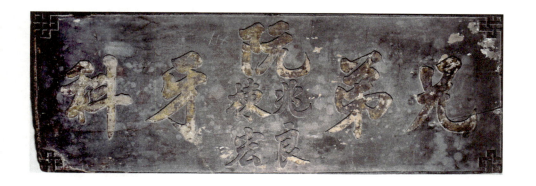

61 兄弟牙科

【匾　文】　主匾文：兄弟牙科　阮兆良　栋宏
【年　代】　民国
【规　格】　146厘米×55厘米×3厘米
【材　质】　木质（樟木）
【收集地】　浙江

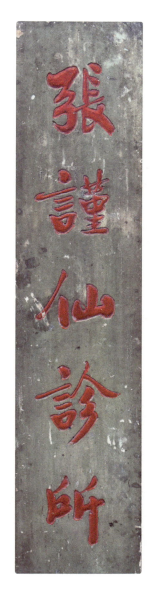

62 张谨仙诊所

【匾　文】　主匾文：张谨仙诊所
【年　代】　民国
【规　格】　93厘米×21厘米×2厘米
【材　质】　木质
【收集地】　福建

63 康子贤医师诊所

【匾　文】主匾文:康子贤医师诊所
【年　代】民国
【规　格】93厘米×19厘米×3厘米
【材　质】木质
【收集地】浙江嘉兴

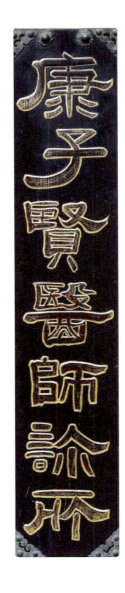

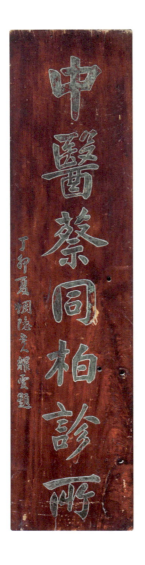

64 中医蔡同柏诊所

【匾　文】主匾文:中医蔡同柏诊所
【款　识】下款:丁卯夏惆隐老人耀雯题
【时　间】1927年夏
【规　格】110厘米×28厘米×3厘米
【材　质】木质
【收集地】浙江

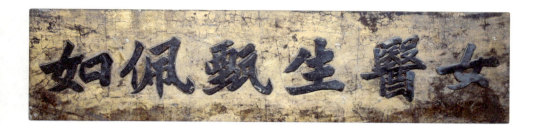

65 女医生甄佩如

【匾　文】 主匾文:女医生甄佩如

【年　代】 民国

【释　义】 甄佩如:民国女医生,广东省台山市坑口村(今台山市台城镇内)人。当时开有一间名为"保宁堂"的西药店,擅长接生。新中国成立前后在台山市冈宁圩开设诊所,在当地颇有名气。

【规　格】 85厘米×29厘米×2厘米

【材　质】 木质

【收集地】 广东

66 医士师子存

【匾　文】 主匾文:医士师子存

【年　代】 民国

【释　义】 笔者注:收集到这块牌匾时,先看到的是一块搓衣板。这块"搓衣板"在水里浸泡多年没有损毁,可见当时医生的招牌用料还是非常好的。

【规　格】 43厘米×15厘米×2厘米

【材　质】 木质

【收集地】 河南洛阳

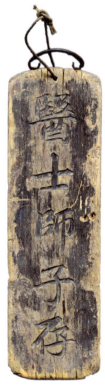
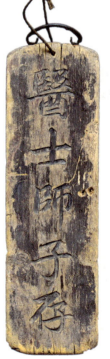

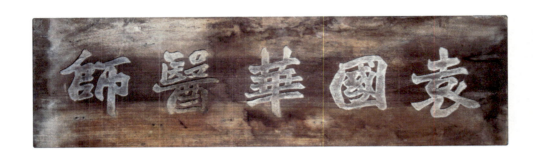

67 袁国华医师

【匾　文】　主匾文：袁国华医师

【年　代】　民国

【释　义】　袁国华：民国时期湖南民间医生，据传民间验方"三两三"（亦称"三两三钱三"）
由其传下。一般为四味药，君臣佐使十分严谨，为三味三两药材及一味由三钱或
三分药材组成。

【规　格】　79厘米×23厘米×2厘米

【材　质】　木质

【收集地】　浙江

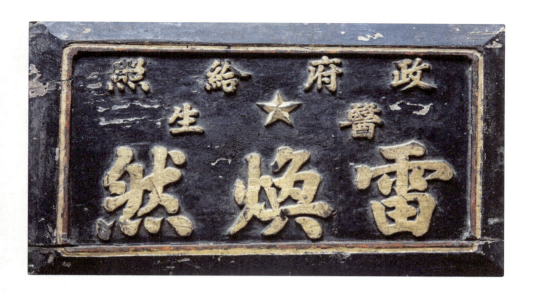

 政府给照医生雷焕然

【匾　文】　主匾文:政府给照　医生　雷焕然

【时　间】　1950年

【释　义】　1. 政府给照:指拥有官方许可的行医资格。

2. 雷焕然:字逸夫,清道光年间人。其子雷丰(1833—1888年)为晚清衢州府名
医,在时令病上颇有建树,且擅长针灸,行医于浙闽赣苏广大地域,著有《灸法秘
传》《时病论》且流传至今。雷焕然本人晚年编有《医博》四十卷、《医约》四卷、《养
鹤山房诗稿》八卷、《养鹤山房杂记》若干卷,以上均在太平天国时散失。百余条
医案由雷丰编入自著《时病论》中,诗见存三首。按牌匾时期来看,应该不是该牌
匾主人。

【规　格】　46厘米×25厘米×2厘米

【材　质】　木质

【收集地】　广东

张燮和堂知医

69

【匾　文】　主匾文:张燮和堂知医
【年　代】　清代
【规　格】　70厘米×28厘米×2厘米
【材　质】　木质
【收集地】　广东潮州

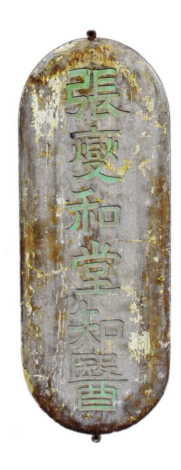

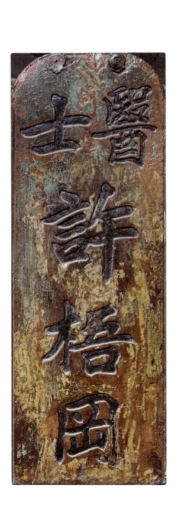

医士许梧阁

70

【匾　文】　主匾文:医士　许梧阁
【年　代】　民国
【规　格】　66厘米×23厘米×3厘米
【材　质】　木质
【收集地】　浙江

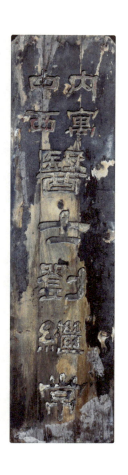

71 医士刘继常

【匾　文】	主匾文：内寓中西　医士刘继常
【年　代】	民国
【规　格】	91厘米×24厘米×2厘米
【材　质】	木质
【收集地】	浙江

72 医生陈宏昌

【匾　文】	主匾文：医生　陈宏昌
【年　代】	民国
【规　格】	47厘米×35厘米×2厘米
【材　质】	木质
【收集地】	广东

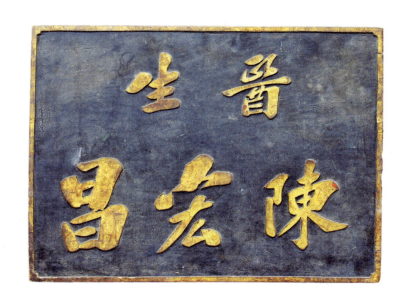

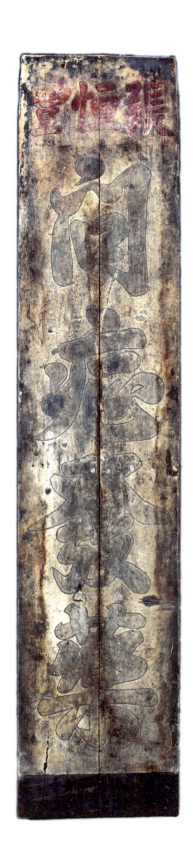

73　张恒丰问症发药

【匾　文】　主匾文:张恒丰　问症发药

【年　代】　民国

【释　义】　牌匾上明确说医生干的活就是问症发
　　　　　　药,兼医师和药师两种功能。

【规　格】　205厘米×42厘米×2.5厘米

【材　质】　木质(胡杨木)

【收集地】　甘肃

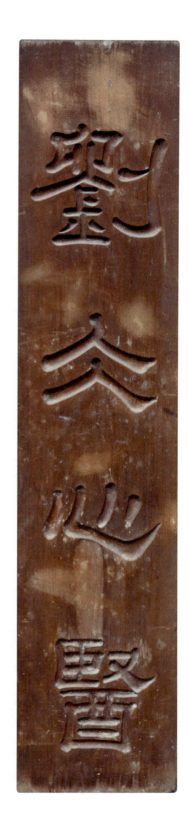

74 刘仌心医

【匾　文】　主匾文:刘仌心医

【年　代】　民国

【释　义】　"仌"同"冰",释义为冻也,像
　　　　　　水凝之形。

【规　格】　162厘米×35厘米×2厘米

【材　质】　木质(银杏木)

【收集地】　浙江嘉兴

75 医生李元甫

【匾　文】 主匾文:医生　李元甫
【年　代】 民国
【规　格】 43厘米×18厘米×2厘米
【材　质】 木质
【收集地】 广东

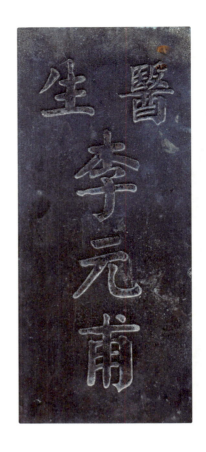

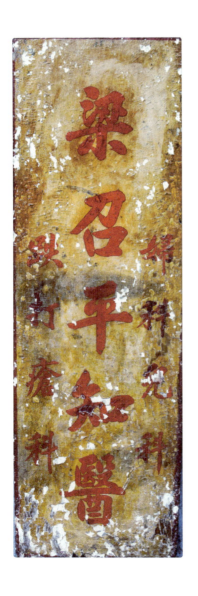

76 梁召平知医

【匾　文】 主匾文:梁召平知医
　　　　　 上款:妇科儿科
　　　　　 下款:跌打疮科
【年　代】 民国
【规　格】 90厘米×30厘米×3厘米
【材　质】 木质
【收集地】 广东

77　傅长生授周渔瀛专治跌打损伤接骨入臼金疮等症

【匾　文】 主匾文：下方寺　西房　傅长生授周渔瀛专治跌打损伤接骨入臼金疮等症

【年　代】 清代

【释　义】 1. 下方寺西房，现为绍兴"三六九"伤科，即三六九吕大陆骨伤科。吕大陆祖上曾是清代当地的一位老郎中，名叫吕元瑞，曾开过两处诊所，其中在居住地绍兴齐贤镇的叫"吕元瑞大和尚伤科"，后改为"浙绍下方寺西房伤科"，即"三六九"伤科。2006年"三六九"伤科列入绍兴县首批非物质文化遗产保护名录，2012年被列入浙江省非物质文化遗产保护名录。

2. 傅长生出身贫寒，13岁就到下方寺出家做了小和尚，跟当时寺里的伤科大师学医。20岁出道行医后，名声日盛，有"西房长生"的美誉。他的子孙傅松樵、傅松春、傅乃任、傅宏伟等人皆是骨伤科医生，其中傅松樵、傅松春为绍兴市第一批名老中医。因此，在"三六九"六姓传人中，傅氏是传承连续、保护完善、前景广阔的代表性支脉之一。

【规　格】 105厘米×37厘米×3厘米

【材　质】 木质

【收集地】 浙江绍兴

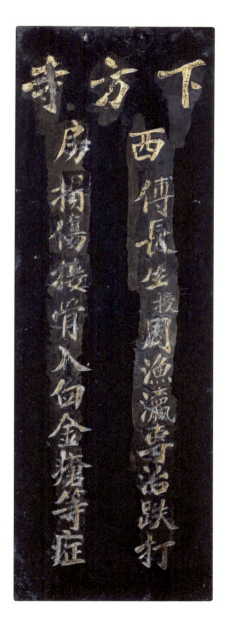

78 仁义堂刘氏祖传外科俱全

【匾　文】 主匾文：仁义堂刘氏祖传外科俱全

【款　识】 上款：中州洛邑李村镇

下款：乳嗽乳痈　牙甘牙漏　鱼口便毒　鼠疫　瘰
疬　五淋白浊

【年　代】 清代

【释　义】 1. 中州：河南的古称。

2. 乳痈：是以乳房红肿疼痛，乳汁排出不畅，以致结
脓成痈的一种急性化脓性病症。

3. 牙漏：又称齿漏，多由火郁水亏，阳明气血阻滞所
致，或继其他齿牙疾患久不愈而成。症见齿缝出脓
血，经久不愈，甚则齿落。

4. 鱼口便毒：生于阴部大腿根缝处（腹股沟）的结
肿疮毒，其未破溃之时叫便毒，既溃之后称鱼口，或
左或右。

5. 鼠疫：是鼠疫杆菌借鼠蚤传播为主的烈性传染
病，系广泛流行于野生啮齿动物间的一种自然疫源
性疾病。临床上表现为发热、严重毒血症症状、淋
巴结肿大、肺炎、出血倾向等。鼠疫在世界历史上
曾有多次大流行，死者以千万计，我国在1949年前
也曾多次流行，病死率极高。

6. 瘰疬：疬疮。明李贽《山中一夕话》卷八《四物
令》："佛印曰：推猪水，瘰，疮腿，妇人阴，胡子嘴。"
明孙一奎《赤水玄珠》卷十三："脑疽、发背、疔疮、里
外瘰，疬，用自己小便洗过，井水调敷，薄纸贴上，再
用里外搽之。"

7. 五淋：淋证有五种，即气、石、血、膏、劳。

8. 白浊：又称尿精，系指在排尿后或排尿时从尿道
口滴出白色浊物，可伴小便涩痛的一种病症。《内
经》称之为白淫。

【规　格】 82厘米×14厘米×2厘米

【材　质】 木质（为木刻印板）

【收集地】 河南

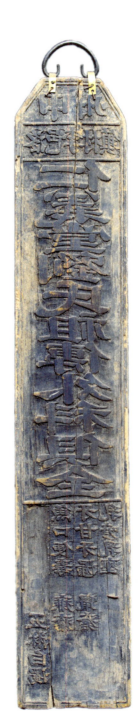

徐仰稺内科

【匾　文】 主匾文:禹航　叶倚春夫子授　徐仰稺内科

【款　识】 下款:叔平蔡国均书赠

【年　代】 民国

【释　义】 1. 叶熙春(1881—1968年),幼名锡祥,字倚春,出生于杭州,拜余杭名医莫尚古为师。其太夫子姚梦兰为晚清名医,擅长内妇诸科,对温热诸症尤为见长,见叶氏青年好学,遂传授心术。2年后,悬壶杭城。崇同里前辈章太炎先生之为人,得章氏"不通国文,无谓国医"之教,除医籍外,苦读经书,文采、医理日新。叶氏虚心恭谦,每知其他医生诊治疑难重症,即前往请教。尝言:"行医之道,贵正直,最恶投机取巧,敷衍塞责,不可投患之所好,不妄开贵重药。"并身体力行,医德医声,名扬江南。1952年,集资创办"广兴中医院"于杭州,是1949年后浙江省私人创办的第一所中医院,为发展中医事业、培养中医人才、保障人民健康作出了贡献。叶氏为第一、二、三届全国人民代表大会代表,并任浙江省卫生厅副厅长。

2. 蔡国钩(1875—1940年),字叔平,余杭人,生平不详,清末民国年间在余杭镇上开私塾。蔡叔平先生与叶熙春友善,叶熙春先生木香弄老宅改建,当时施工全由蔡先生办理。叶先生十分关心余杭镇的慈善事业,每年总将一笔钱交给蔡叔平先生代办善举。每到严寒的冬天,有些贫困人家无以举炊,蔡叔平先生即用叶先生的钱向米店换成米票,票面一斗、两斗……每到凌晨或傍晚,他亲自去各条小巷,看见有人家没有炊烟,又从门缝中窥视这家人家有无吃饭,见实在贫困者,从门缝里塞进米票一斗或两斗,让他们度过寒冬。此外,蔡先生还以叶先生之资代为施衣、施棺材。叶倚春先生这些善举从不张扬,只是委托蔡先生办理;蔡先生亦能不负所托,认真负责,两人配合默契,造福民间。

3. 禹航,即余杭,今杭州市余杭区。

【规　格】 110厘米×25厘米×2厘米

【材　质】 木质(双面)

【收集地】 浙江杭州

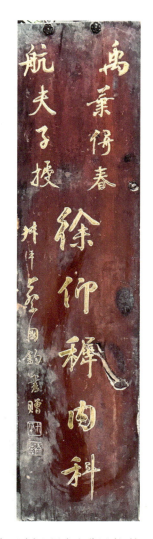

中医邬春旸

【匾　文】　主匾文：中医　邬春旸

附文：内科　外科　喉科　善治瘰疬

【年　代】　民国

【释　义】　邬春旸：邬氏中医皮肤科创始人，原籍浙江上虞。主诊中医外科，认为"外科疾患病症在外，病根在内"，精于中药内服与中医外治相结合。其女邬诗英（邬氏皮肤科第二代传承人）继承父业，1956年加入杭州市中医院前身广兴联合诊所，成为该院中医外科的创建人之一。邬诗英老先生继承先辈中医理念，擅长中医内治、外治相结合，对中医外治颇有研究，自拟多种外治方。邬氏中医皮肤科第三代传承人邬成霖毕业于上海第一医学院医学系，后跟随邬诗英学习中医，历任杭州市中医院中医外科主任、大外科副主任、皮肤科主任、副院长，2001年被评为"浙江省名中医"。

【规　格】　46厘米×63.5厘米×3厘米

【材　质】　木质

【收集地】　浙江杭州

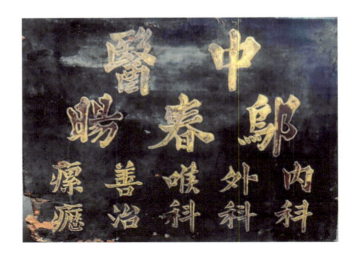

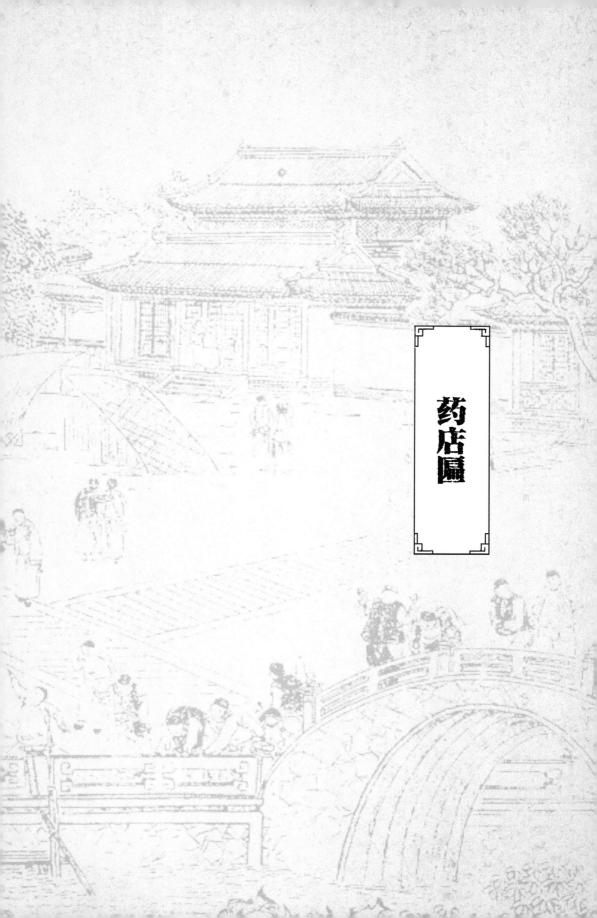

药店曬

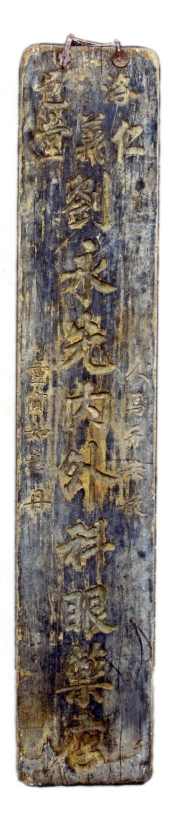

1 刘永先内外科眼药店

【匾　文】　主匾文:洛邑　仁义堂　刘永先内外科眼药店
【款　识】　上款:人马平安散
　　　　　　下款:灵宝如意丹
【年　代】　清代
【释　义】　1. 洛邑:周朝国都洛阳的古称,今河南洛阳,
　　　　　　"八方之广,周洛为中,谓之洛邑"。
　　　　　　2. 人马平安散:朱砂21克,雄黄4.5克,月石
　　　　　　0.6克,梅片、台麝各0.9克,蟾酥1.2克。主治
　　　　　　中暑、霍乱吐泻。
　　　　　　3. 灵宝如意丹:人参1钱,乳香(去油)1钱,没
　　　　　　药(去油)1钱,辰砂1钱,甘草1钱,儿茶1钱,
　　　　　　琥珀2分,珍珠2分,阿胶1分,白芷1分,冰片1
　　　　　　分,犀牛黄5分,当门子5分。主治发背疔疽
　　　　　　大毒。
　　　　　　4. 武陟县:位于河南省西北部,黄河北岸,属焦
　　　　　　作市,是焦作市的南大门。
【规　格】　148厘米×24厘米×2厘米
【材　质】　木质
【收集地】　河南

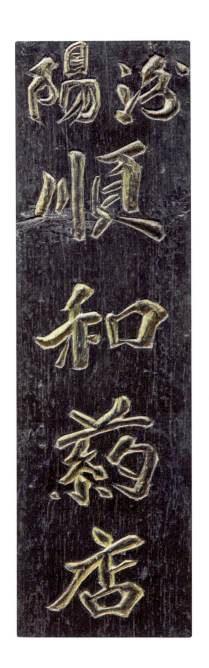

2 顺和药店

【匾　文】	主匾文:汾阳　顺和药店
【年　代】	民国
【规　格】	13厘米×47厘米×2厘米
【材　质】	木质
【收集地】	山西

3 恭兴和药店

【匾　文】　主匾文：恭兴和药店
【年　代】　清代
【规　格】　101厘米×15厘米×2厘米
【材　质】　木质
【收集地】　浙江

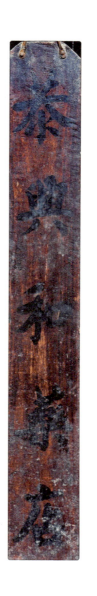

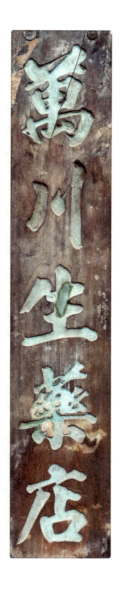

4 万川生药店

【匾　文】　主匾文：万川生药店
【年　代】　清代
【规　格】　98厘米×19厘米×3厘米
【材　质】　木质
【收集地】　山西

5 天和药店

【匾　文】主匾文：阖家　天和药店
【年　代】清代
【释　义】"阖家"中的"阖"有"全"的意思，同"合"，指全家。"天和"指自然的和气。阖家天和寓意全家安康。
【规　格】208厘米×36厘米×3厘米
【材　质】木质
【收集地】浙江

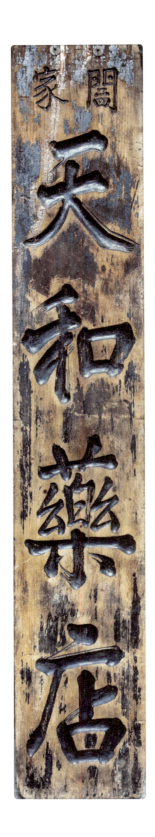

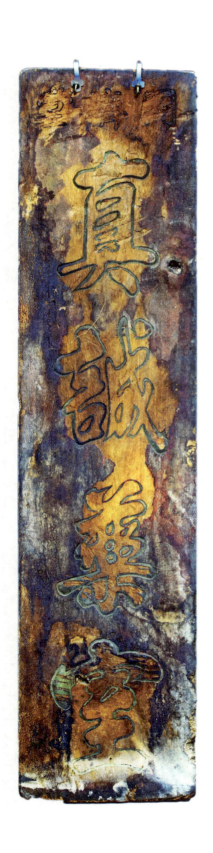

6 真诚药室

【匾　文】	主匾文:同济堂　真诚药室
【年　代】	清代
【规　格】	170厘米×40厘米×2.5厘米
【材　质】	木质
【收集地】	浙江

内外方脉药室

【匾　文】 主匾文：内外方脉药室
【年　代】 清代
【规　格】 91厘米×29厘米×2厘米
【材　质】 木质
【收集地】 浙江杭州

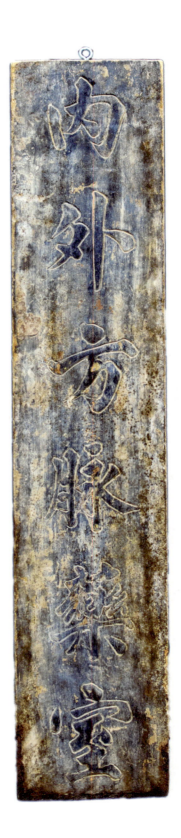

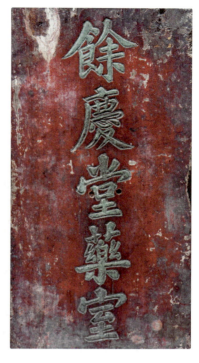

8 余庆堂药室

【匾　文】 主匾文：余庆堂药室

【年　代】 清代

【释　义】 余庆堂为胡宗宪家族医馆。胡宗宪（1512—1565年），字汝贞，号梅林。祖籍徽州绩溪（今属安徽），家族世代锦衣卫出身，在东南倭乱时期任浙直总督。余庆堂曾为尚书府药堂医馆。胡宗宪是文官，也是武将。在武官府第中开有医馆。胡氏家族从医历史较长，从二十四世太二公始连续五代行医，其中二十五世士贵行医于苏州；二十六世再一是武秀才，善正骨理伤，著有《正骨》医书；二十七世振祖善治蛇毒；二十八世永泰，相传做过御医。到了胡宗宪时，虽弃医从仕尚武，然家学嫡传、潜移默化，也使胡宗宪无师自通，精通医道。店号"余庆堂"论辈分是400年后"胡庆余堂"的老祖宗。据传说，可能与胡雪岩在杭州开设的"胡庆余堂"有关，因为"余庆堂"早在胡雪岩之前的数百年中，已经是风靡绩溪甚至徽州一带有名的医馆名店店号。

【规　格】 44厘米×23厘米×2厘米

【材　质】 木质

【收集地】 安徽

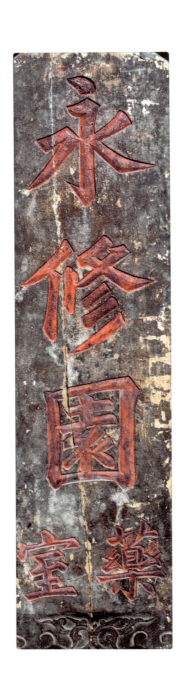

9 永修园药室

【匾　文】　主匾文：永修园　药室
【年　代】　清代
【规　格】　97厘米×26厘米×3厘米
【材　质】　木质
【收集地】　江西

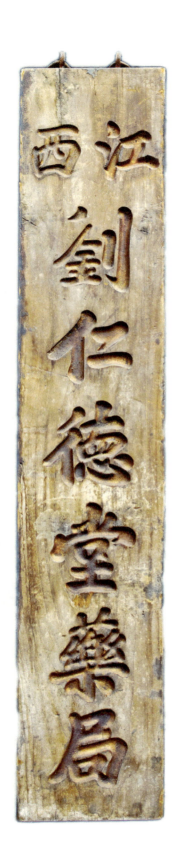

10 刘仁德堂药局

【匾　文】主匾文：江西　刘仁德堂药局
【年　代】清代
【规　格】120厘米×33厘米×2.5厘米
【材　质】木质
【收集地】江西

198

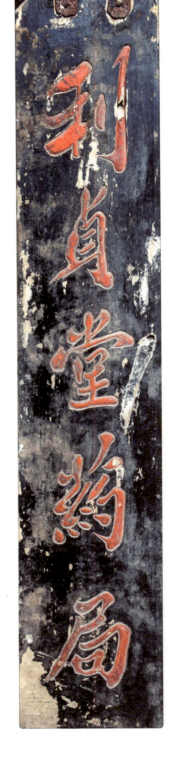

11 利贞堂药局

【匾　文】 主匾文：利贞堂药局
【年　代】 清代
【规　格】 91厘米×19厘米×2厘米
【材　质】 木质
【收集地】 浙江杭州

12 三和成药栈

【匾　文】　主匾文：三和成药栈
【年　代】　清代
【释　义】　三和，是中国文化及中医的重要基石，
　　　　　　它包括外三和（天、地、人和）与内三和
　　　　　　（性、心、身和）。只有具足三和，才能获
　　　　　　得真正意义上的健康。旧时很多药栈
　　　　　　以"三和"命名。
【规　格】　100厘米×29厘米×3厘米
【材　质】　木质
【收集地】　浙江

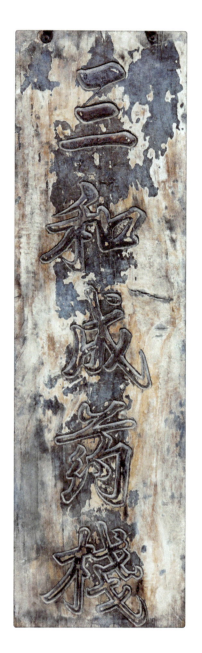

13 五洲大药房补血生精人造自来血家用各种良药

【匾　文】　主匾文：经售　五洲大药房　补血　生精　人造
自来血　家用各种良药

【年　代】　民国

【规　格】　85厘米×19厘米×1.5厘米

【释　义】　1. 五洲大药房：由著名实业家夏粹芳、黄楚九和
药剂师谢瑞卿于1907年在上海创立。1911年，
药房聘任浙江鄞县人项松茂为经理。项松茂到
任后，即以"勤俭"二字作为创办企业的方针，对
药店进行了大力改革。他先将店中华丽陈设变
卖，转充经营资金；第二年，又将店址从福州路广
西路口迁至交通便利的福州路河南路口；此外，
他还大力招聘药剂人员，成立"合药间"，自制品
牌成药，如人造自来血、补天汁、月月红、呼吸香
胶等，这些均成为当时五洲大药房的品牌药。

2. 人造自来血：是中国人自己研制的治疗贫血
的药方，方中多为补益气血的中药，出品后得到
中国政府和租界当局的药品批文，一时大受欢
迎。当年中国人被讥为"东亚病夫"，很大原因是
当时的中国有大量贫血病人，这个药对贫血有特
效，正所谓"对症卖药"。"人造自来血"开始取名
为"博罗德补血药"（"博罗德"是英语"blood"的
音译）。但由于药名笔画繁多，读音拗口，后来就
改名为"人造自来血"。

【收集地】　上海

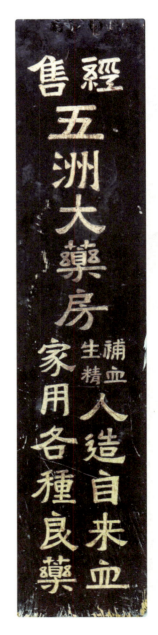

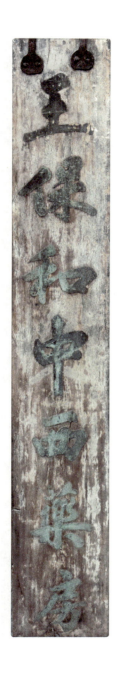

14　王保和中西药房

【匾　文】　主匾文：王保和中西药房
【年　代】　民国
【规　格】　143厘米×24厘米×3.5厘米
【材　质】　木质
【收集地】　浙江杭州

15 普济堂药材局

【匾　文】 主匾文:普济堂药材局

【年　代】 清代

【释　义】 普济堂:清代收容老病孤寡的慈善机构。《清会典事例·户部·收羁穷》:"康熙四十五年,京城广宁门外,士民公建普济堂……凡老疾无依之人,每栖息於此。司其事者,殊为可嘉。"

【规　格】 142厘米×19厘米×2.5厘米

【材　质】 木质

【收集地】 浙江杭州

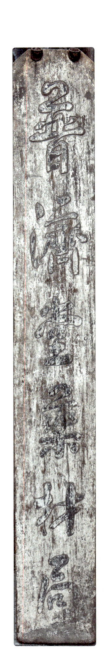

中国近代牌匾的中医药元素

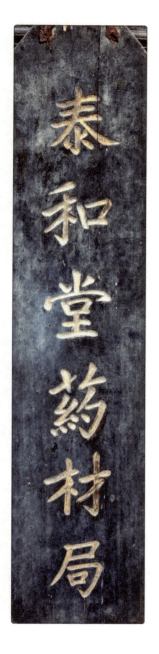

16 泰和堂药材局

【匾　文】　主匾文:泰和堂药材局

【年　代】　清代

【释　义】　泰和堂第一代创始人为赵明富。清光绪三十四
年（1908年），他来到固镇，靠积蓄在老大街曹
巷口北盘下一家中药店，创办"金陵泰和堂国药
号"药店。药店秉承"仁心仁术，济世救人"之古
训，恪守"诚实守信，敬心敬业"的经营之道，严
把药材质量关，自行炮制、加工饮片和丸散膏丹
出售。民国九年（1920年），泰和堂扩展前店后
坊，聘请固镇名中医曹见龙先生坐堂诊病。泰
和堂药店在固镇经营多年，由于中药饮片货真
价实，坐堂医生医术高明，求医者络绎不绝，享
誉乡里。每逢时疫，还免费为病人发放中草药，
此举深为群众称道。

【规　格】　127厘米×29厘米×2.5厘米

【材　质】　木质

【收集地】　江苏

17 同和堂膏丹丸散

【匾　文】　主匾文:同和堂膏丹丸散

【年　代】　清代

【释　义】　1. 1850年左右,同和堂药店兴起于广东省珠海市斗门区斗门镇的斗门古街。

2. 膏丹丸散:中药的四种剂型。"丸"指圆粒状的药丸,如六味地黄丸、牛黄安宫丸等。"散"指研末的药粉,如锡类散。"膏"指外敷的膏药,也指内服煎熬成黏稠的成药,如益母草膏、黄塔明时通膏药等。"丹"原指金石药炼制的成药,近代将部分精制的丸、散、锭等也称为丹。

【规　格】　74厘米×17厘米×3厘米

【材　质】　木质

【收集地】　广东

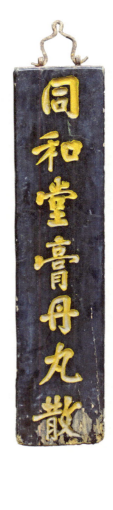

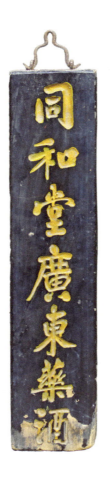

18 同和堂广东药酒

【匾　文】　主匾文:同和堂广东药酒

【年　代】　清代

【规　格】　14厘米×17厘米×3厘米

【材　质】　木质

【收集地】　广东

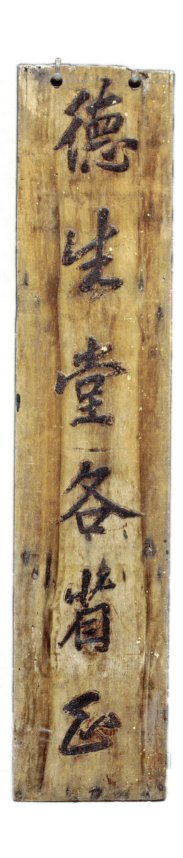

19　德生堂各省正

【匾　文】　主匾文:德生堂各省正
【年　代】　清代
【规　格】　115厘米×40厘米×2厘米
【材　质】　木质
【收集地】　浙江

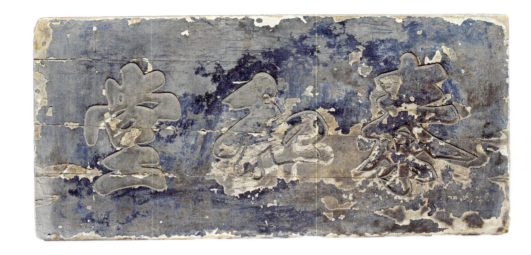

20　泰和堂

【匾　文】 主匾文：泰和堂
【年　代】 清代
【规　格】 143厘米×69厘米×3厘米
【材　质】 木质
【收集地】 浙江

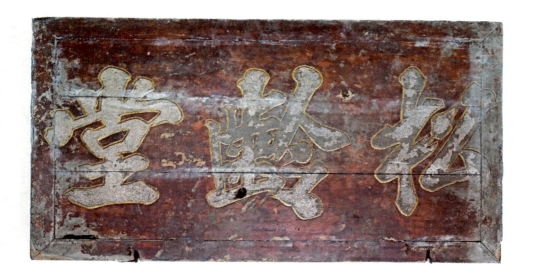

21 松龄堂

【匾　文】　主匾文：松龄堂

【年　代】　民国

【释　义】　民国时期，松龄堂药铺出现于廉桥镇楮塘铺老街。廉桥镇，是湖南邵东县第一大
　　　　　　镇，素有"南国药都"之美誉。廉桥镇中药历史悠久，相传三国时蜀汉名将关云长
　　　　　　的刀伤药采于此地。1949年以后，随着松龄堂等老字号药铺在公私合营运动中
　　　　　　被公办药材公司接收，廉桥药市基本上销声匿迹。

【规　格】　120厘米×60厘米×3厘米

【材　质】　木质

【收集地】　湖南

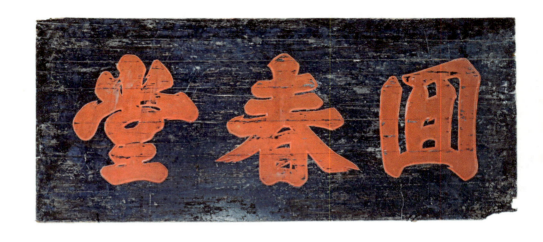

22 回春堂

【匾　文】　主匾文：回春堂

【年　代】　清代

【释　义】　回春堂坐落于风景秀丽的药王居处——涟源。创办于1859年的涟源回春堂药铺具有深厚的历史积淀和悠久的中医药文化。各地有各种回春堂堂号，为作区分往往把老板的姓放在前面以示不同，如杭州"方回春堂"就是非常有名的老字号。

【规　格】　180厘米×82厘米×2厘米

【材　质】　木质

【收集地】　江西

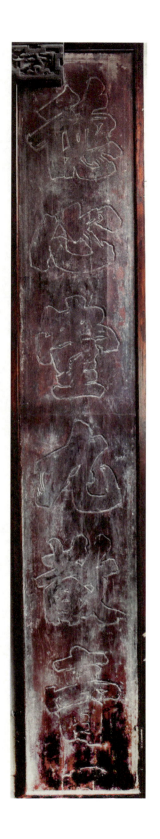

23 德心堂丸散膏(丹)

【匾　文】　主匾文:德心堂丸散膏(丹)

【年　代】　民国

【释　义】　1. 原文应该为德心堂丸散膏丹,缺一"丹"
字。德心堂,民国年间上海有名的老字
号,当年总号设在上海繁华的武昌西路四
川北路口,另设有南、北两个分号。南号
在茂名北路威海卫路口,北号在顺昌路五
十七号。此德心堂在杭州设有胶厂,地址
在南屏路净慈寺斜对面。

2. 这块牌匾非常长,原件竖起接近三层楼
高,当时能收集到是因其被人锯断做成隔
墙板而保留下来,但锯断后最后一个"丹"
字和"材"字,因太长而没有保留下来,实
为可惜。原件有四块,"德心堂丸散膏
丹""德心堂道地药材"各两块,但有一块
被上海藏家买走,现广兴堂国医馆收藏3
块,实属遗憾。

【规　格】　450厘米×77厘米×7厘米

【材　质】　木质

【收集地】　上海

24 德心堂丸散膏

【匾　文】 主匾文：德心堂丸散膏
【年　代】 民国
【规　格】 450厘米×77厘米×7厘米
【材　质】 木质
【收集地】 上海

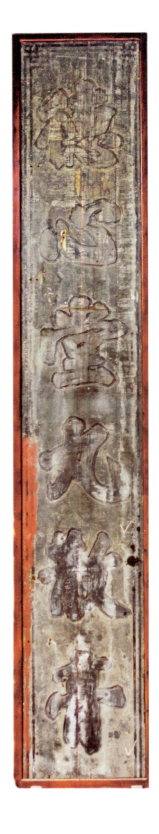

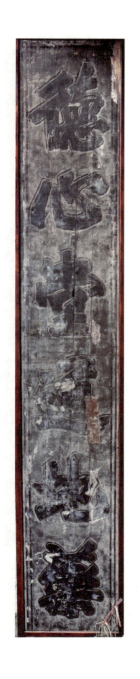

25 德心堂道地药

【匾　文】 主匾文：德心堂道地药
【年　代】 民国
【规　格】 450厘米×77厘米×7厘米
【材　质】 木质
【收集地】 上海

26 同善堂制炼眼科药丸药散药水

【匾　文】 主匾文:同善堂　制炼眼科药丸药散药水
【款　识】 上款:追风膏疮科膏
下款:大红膏止痛散
【年　代】 清代
【释　义】 1. 追风膏:追风散寒,舒筋活血,用于受风受寒、筋骨疼痛、腰酸腿软、肩背疼痛、行步艰难等。
2. 大红膏:治疗跌打损伤疼痛。
3. 止痛散,主要用于两额角痛、目睛痛,时见黑花,及目赤肿痛,脉弦,作内障者。最早见于《医学纲目》卷十三。
【规　格】 170厘米×26厘米×2厘米
【材　质】 木质
【收集地】 浙江

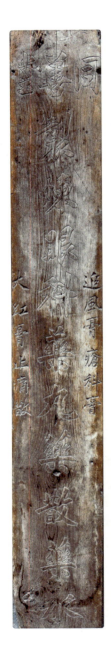

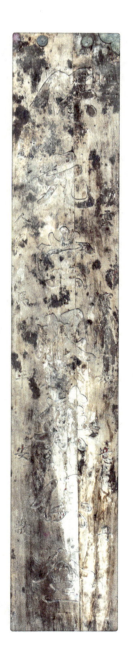

27 保元堂眼药俱全

【匾 文】 主匾文：保元堂眼药俱全
【款 识】 上款：灵宝如意丹
　　　　　下款：人马平安散
【年 代】 清初
【释 义】 清康熙二十五年（1686年），保元堂设立，许州吏目
　　　　　滕之瑚为"保元堂"题匾。民国时期，保元堂药店在
　　　　　许昌私营药店中规模较大，从业人员有6人，有资金
　　　　　2798元。当时，保元堂药店以经营眼药为主，兼售
　　　　　部分中药。眼药有紫金锭、清凉散、拨云散三种，广
　　　　　销许昌周围十几个县市，后来在经营眼药的基础上扩
　　　　　大规模经营中药。新中国成立后，保元堂药店实行公
　　　　　私合营，成立许昌医药公司，进入新的发展时期。
【规 格】 148厘米×28厘米×2厘米
【材 质】 木质
【收集地】 河南

积生堂

【匾　文】 主匾文:中湾　积生堂
【年　代】 清代
【规　格】 84厘米×15厘米×1.5厘米
【材　质】 木质
【收集地】 浙江

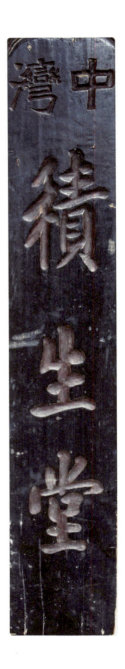

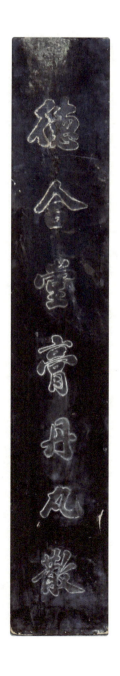

29 德合堂膏丹丸散

【匾　文】 主匾文：德合堂膏丹丸散

【年　代】 民国

【释　义】 德合堂：原为"德和堂"（创建于1933年），旧址
位于河坊街，是民国时期杭州的一家中药零售
店。其创始人黄春志凭借精湛医术和高尚医德
赢得了周边居民的一致称赞，德和堂的经营也
顺风顺水。然而好景不长，抗日战争期间，杭城
中药业遭受摧残，德和堂的经营也极为惨淡，最
后被迫停业转卖。

【规　格】 128厘米×22厘米×2厘米

【材　质】 木质

【收集地】 浙江杭州

30 益安堂

【匾　文】主匾文：益安堂
【年　代】清代
【规　格】31厘米×23厘米×3.5厘米
【材　质】木质
【收集地】浙江

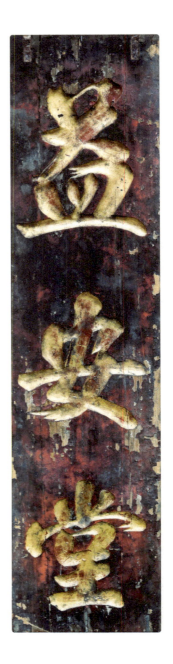

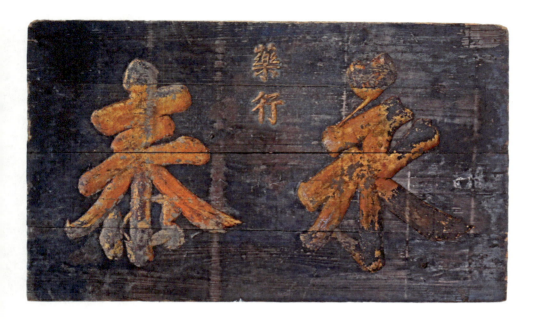

31 永泰药行

【匾　文】　主匾文:永泰　药行
【年　代】　清代
【规　格】　95厘米×57厘米×2厘米
【材　质】　木质
【收集地】　广东兴宁

32 俊秀堂药材庄

【匾　文】 主匾文：孟邑　俊秀堂药材庄
【年　代】 清代
【规　格】 142厘米×25厘米×2厘米
【材　质】 木质
【收集地】 河南

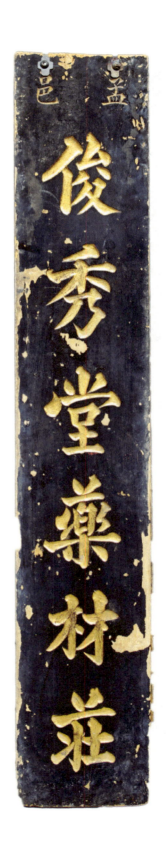

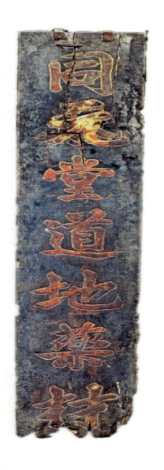

 同元堂道地药材

【匾　文】 主匾文：同元堂道地药材

【年　代】 清代

【释　义】 1. 道地药材：指在特定自然条件和生态环境的区域内所产的药材，并且生产较为集中，人员具有一定的栽培技术和采收加工方法，质优效佳，为中医临床所公认。

2. 原招牌应为"同泰堂道地药材"，因改名号而为"同元堂"，但原来的"泰"字依稀可见，用"元"字覆盖"泰"字，为覆字匾，这种做法在当时也多见。

【规　格】 180厘米×26厘米×2厘米

【材　质】 木质

【收集地】 浙江

益寿堂各省药材

【匾　文】　主匾文：益寿堂各省药材

【年　代】　清代

【释　义】　益寿堂最早起源于金代，始祖刘完素，字守真，号称"温热派"祖师。他的后人刘毓英在河北省无极县竖起了"益寿堂"这块牌子，行医三十多年直到去世。

【规　格】　280厘米×37厘米×4厘米

【材　质】　木质

【收集地】　河北

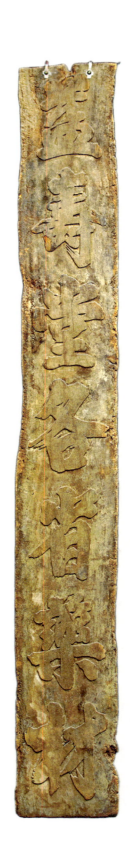

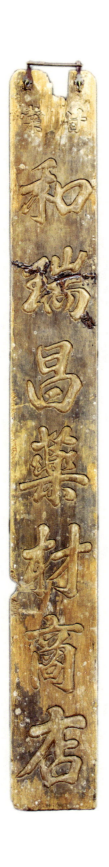

35 **和瑞昌药材商店**

【匾　文】　主匾文:甘棠　和瑞昌药材商店
【年　代】　民国
【释　义】　甘棠镇位于广西南宁宾阳县东南面,距县城50千
　　　　　　米。北与古辣、露圩两镇接壤,南与横县石塘毗邻。
【规　格】　206厘米×24厘米×2厘米
【材　质】　木质
【收集地】　广西

泰和堂药材店

【匾　文】主匾文:京都　泰和堂药材店

【年　代】清代

【释　义】京都:中国历史上统一王朝或者在全局范围
看呈鼎立之势的大的政权的首都,又称都、
都城、国都、京城。京都既是某一王朝的政
治中心,也往往是其经济和文化中心。

泰和堂:是王氏家族祖传堂号。"泰和堂"为
王氏家族自立名号,始建于清代中晚期,历
经200多年,主要在河南、河北中原大地,行
医曾享有盛誉。家族治医严谨,崇尚医道,
博采众长,独尊药王孙思邈。此大医精诚之
心可昭,大慈悲悯之情可见,后"泰和堂"进
入北京。280多年来,"泰和堂"代代相传,
医业从未间断。"泰和堂"的传承坚守"德不
近佛者不可为医"的信条。迄今,泰和堂已
传至第八代。

【规　格】130厘米×27厘米×3厘米

【材　质】木质

【收集地】北京

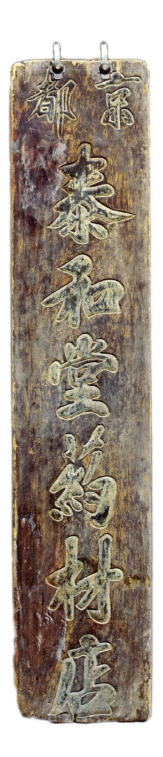

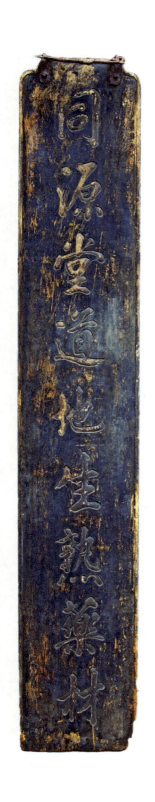

37 同源堂道地生熟药材

【匾　文】　主匾文：同源堂道地生熟药材

【年　代】　清代

【规　格】　166厘米×28厘米×2.5厘米

【材　质】　木质

【收集地】　浙江

春和（恒顺）堂道地药材

【匾　文】　主匾文：合记　春和（恒顺）堂道地药材

【年　代】　清代

【释　义】　1. 这是一块覆字匾，原为红字"合记　恒顺堂
道地药材"，后覆为"合记　春和堂道地药材"。
堂号更换应为店主换人，但仍用原来招牌改用，
有点不可思议。究其原因，也许是节约，不过以
前新开药铺不会节约到如此不顾门面。也许店
主认为前面的招牌有点年头，沾点福分，不把以
前的老字号彻底埋没。

　　　　　　2. 春和堂中药铺（1880—1890 年），由陈春和
创立于广东惠州府（今惠州市）永安县蓝塘圩
（今河源市紫金县蓝塘镇），毁于日本侵华战争
时期。

【规　格】　182厘米×31厘米×3厘米

【材　质】　木质

【收集地】　浙江

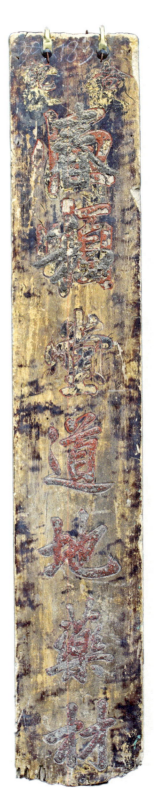

39 惠春堂药材

【匾　文】 主匾文：惠春堂药材

【年　代】 民国

【释　义】 惠春堂药店始建于1902年初，1922年由
徐州中正街（现为复兴北路）迁至统一街
北首老牌楼下。当时，库房备货充盈而有
序，药材地道，炮制得法；店堂古朴而初露
新潮；经营谨遵"惠春"之雅号。堂规严
明，药物非经净制、检选、炮炙、三易手而
不得装斗。取方乃经校对、加签、标号、师
点头而方出店堂。切药有技，称之"槟榔
不见边，附子飞上天，半夏如雪片"。综合
集为十六字云：切叠团丸，称扎包号，熬丹
炼油，炙炒洗炮。包药要求：执地而不散，
雨天理当扎套而排潮，炭药务须炒而有
性，炼蜜讲究四季分明。

【规　格】 130厘米×25厘米×3厘米

【材　质】 木质

【收集地】 江苏徐州

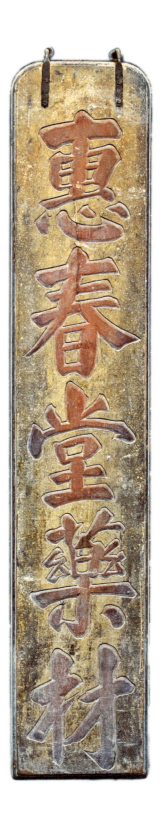

张安怀堂道地药材

【匾　文】主匾文:张安怀堂道地药材

【年　代】清代

【规　格】186厘米×27厘米×3厘米

【材　质】木质

【收集地】浙江

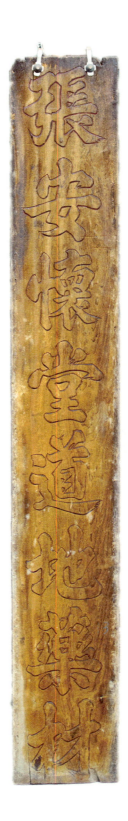

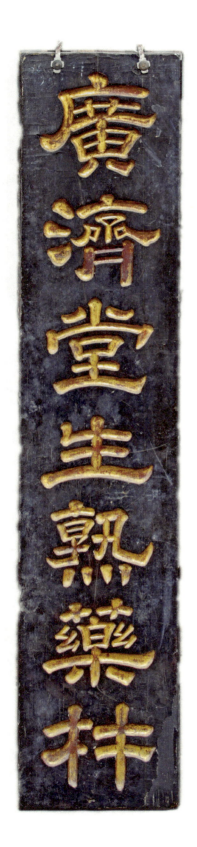

41 广济堂生熟药材

【匾　文】 主匾文：广济堂生熟药材

【年　代】 清代

【释　义】 广济堂：清道光年间，党氏家族成员党伟
创办"广济堂药铺"。他们注重从产地收
购道地药材，遵古法炮制，但不泥古，博采
众家之长，融汇古今，独具一格。经过悉
心炮制，药力能直达病所，功专效奇，受世
人信赖。清末民初，党氏家族移居贵州，
乃创"贵州广济堂"，秉承"广修仁德，济世
养生"的祖训，其医德高尚，医技精湛，好
善乐施，当地百姓赠予其"术精岐黄"的牌
匾。"贵州广济堂"从此扎根于贵州，承续
祖业，行医济世，薪火相传。

【规　格】 170厘米×35厘米×3.5厘米

【材　质】 木质

【收集地】 贵州

赞育堂地道药材

【匾　文】　主匾文：赞育堂地道药材
【年　代】　清代
【规　格】　223厘米×23厘米×2厘米
【材　质】　木质
【收集地】　江西

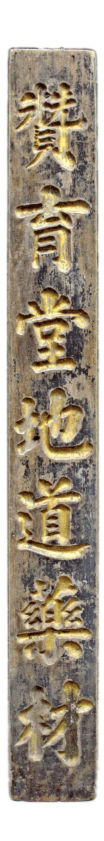

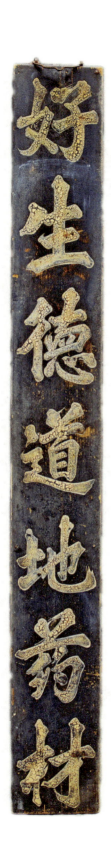

43 好生德道地药材

【匾　文】主匾文：好生德道地药材
【年　代】清代
【释　义】好生德：出自"常体天地好生德，独存圣贤济世心"，寓意天地德性仁厚，承载万物生生不息好生之德；所以人要特有一颗像圣人贤达般的救济世人之心。
【规　格】190厘米×22厘米×2厘米
【材　质】木质
【收集地】浙江

44 益生堂药材发行

【匾　文】 主匾文：益生堂药材发行
【年　代】 民国
【规　格】 192厘米×27厘米×2厘米
【材　质】 木质
【收集地】 山西

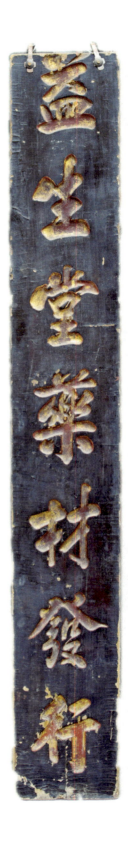

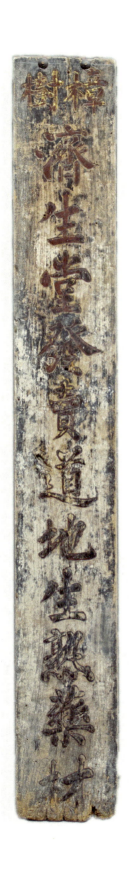

45 济生堂发卖道地生熟药材

【匾　文】 主匾文:樟树　济生堂发卖道地生熟药材

【年　代】 民国

【释　义】 樟树市位于赣中,跨赣江中游两岸,自古有"八省通衢之要冲,赣中工商之闹市"之称,曾是中原与岭南舟车孔道。樟树市是江西历史上四大名镇之一,与瓷都景德镇齐名,称为"中国药都"。从清代以来,济生堂一直是樟树市有名的药店。

【规　格】 237厘米×31厘米×2.5厘米

【材　质】 木质

【收集地】 江西

46 同福堂发卖各省道地生熟药材

【匾　文】主匾文：广记　同福堂发卖各省道地生熟药材
【年　代】清代
【规　格】232厘米×22厘米×3厘米
【材　质】木质
【收集地】安徽

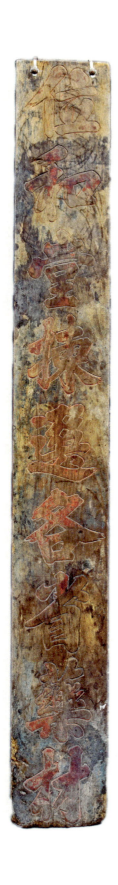

47 位和堂拣选各省药材

【匾　文】　主匾文：位和堂拣选各省药材
【年　代】　民国
【规　格】　263厘米×32厘米×3厘米
【材　质】　木质
【收集地】　江西抚州

合义泰号发卖云贵川广药材俱全

【匾　文】主匾文:颍川　合义泰号发卖云贵川广药材俱全

【年　代】清代

【释　义】颍川是大禹的故乡,郡名,秦王嬴政十七年(公元前230年)置。以颍水得名,治所在阳翟(今河南省禹州市)。辖境相当于今河南登封市、宝丰以东,尉氏、鄢城以西,新密市以南,叶县、舞阳以北地区。其后治所屡有迁移,辖境渐小,最大时管辖至今驻马店地区。隋初废,大业及唐天宝、至德时又曾改许州为颍川郡。合义泰号为颍川著名药铺店号。

【规　格】248厘米×25厘米×3厘米

【材　质】木质

【收集地】河南颍川

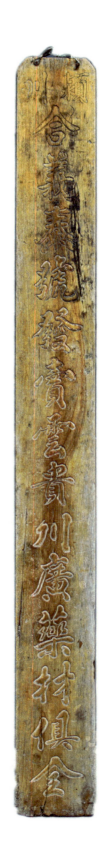

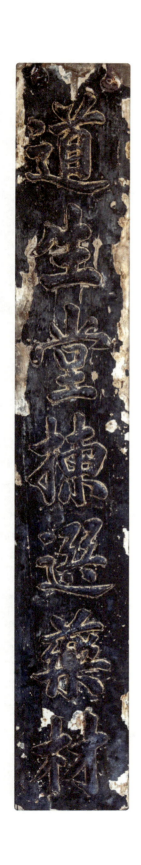

49 道生堂拣选药材

【匾　　文】 主匾文：道生堂拣选药材
【年　　代】 清代
【规　　格】 165厘米×26厘米×3厘米
【材　　质】 木质
【收 集 地】 浙江

仁济堂生熟药材

【匾　文】 主匾文:仁济堂生熟药材

【年　代】 清代

【释　义】 生熟药材:一般把未经炮制的中药称之为生药,炮制过的称为熟药。这一生一熟之间,药材不仅外形发生了变化,而且成分、药性和功效方面也有很大的不同。例如,在外观上,一般麸炒、砂烫(又称砂炒、烫制,指药物和热砂同炒的一种炮制方法)、蜜炙后都可以增加焦黄之色;炒炭则变为黑色。在药性和功效上,区别主要有:①生泻熟补,如首乌生用能通便解疮毒,熟用则补肝肾;②生猛熟缓,如大黄,生品泻下作用很强,而熟大黄泻下作用则明显和缓;③生效熟增,有些中药制熟后会明显增强疗效,如蜜炙黄芪能增强补中益气的作用等。又如地黄,生品为土黄色,为甘苦寒之品,有清热凉血的作用,而将生地黄浸入黄酒反复蒸晒后制成熟地黄,外观变黑,其药性微温,多有补血的功效,故可使月经因"补"而热更甚,导致量更多。

【规　格】 220厘米×28厘米×3厘米

【材　质】 木质

【收集地】 江西

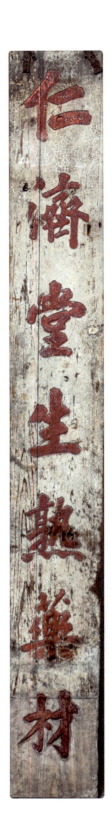

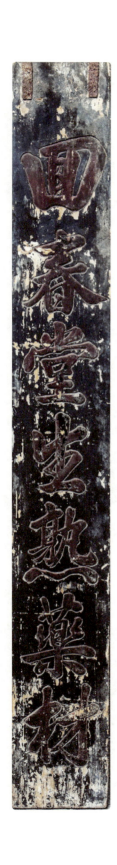

51 回春堂生熟药材

【匾　文】 主匾文：回春堂生熟药材
【年　代】 清代
【规　格】 184厘米×24厘米×3厘米
【材　质】 木质
【收集地】 浙江

52 ## 人和堂川广地道生熟药材□□□

【匾　文】主匾文：人和堂川广地道生熟药材□□□

【年　代】清代

【规　格】179厘米×21厘米×2厘米

【材　质】木质

【收集地】江西

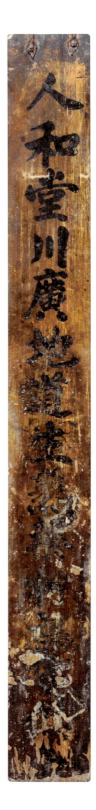

53 太顺正号川广生熟药材

【匾　文】 主匾文:太顺正号川广生熟药材
【年　代】 清代
【规　格】 190厘米×30厘米×3厘米
【材　质】 木质
【收集地】 浙江

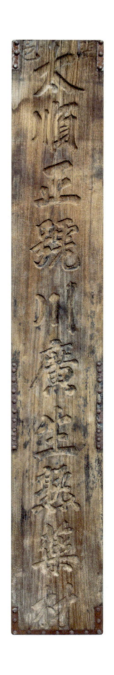

延庆堂各省药材

【匾　文】　主匾文：延庆堂各省药材
【年　代】　清代
【释　义】　延庆堂是杭州著名老字号药店，创建于民国二十六
年（1937年），地点在杭州延安路中段；创始人单维
良，精通医术，曾想开业诊所，因战乱未遂愿。药店
在杭州很有名气，自制养血愈风酒、木瓜酒、十全大
补丸、小儿回春丸等，销路甚好。药店先后聘请詹起
荪、蔡鑫培、邵南堂、史沛堂等名医坐诊。目前，延庆
堂药店仍在营业，是杭州具有旅游特色的中西药店。
【规　格】　227厘米×38厘米×3厘米
【材　质】　木质鎏金阳文
【收集地】　浙江杭州

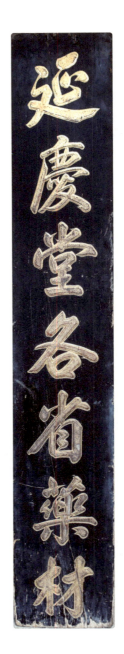

55 万生堂各省道地药材发行

【匾　文】　主匾文：万生堂各省道地药材发行
【年　代】　清代
【规　格】　14厘米×22厘米×3厘米
【材　质】　木质
【收集地】　浙江

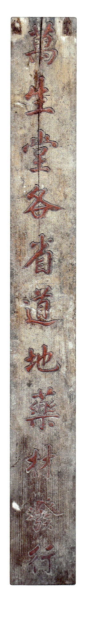

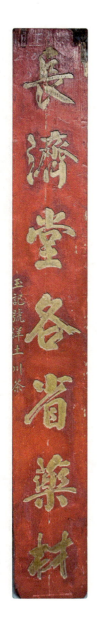

56 长济堂各省药材

【匾　文】　主匾文：长济堂各省药材
【款　识】　下款：玉记号洋土川茶
【年　代】　民国
【规　格】　230厘米×30厘米×3厘米
【材　质】　木质
【收集地】　广东

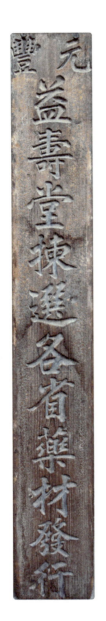

57 益寿堂拣选各省药材发行

【匾　文】　主匾文:元丰　益寿堂拣选各省药材发行
【年　代】　民国
【规　格】　192厘米×27厘米×4厘米
【材　质】　木质
【收集地】　湖南

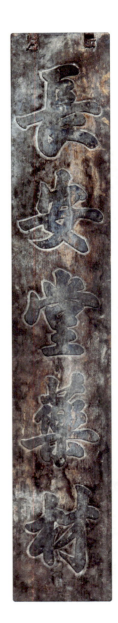

58 长安堂药材

【匾　文】　主匾文:长安堂药材
【年　代】　清代
【规　格】　112厘米×20厘米×3厘米
【材　质】　木质
【收集地】　浙江

59 四世堂任邦全各等眼药俱全

【匾 文】	主匾文:四世堂任邦全各等眼药俱全
	附文:人马平安散　灵宝如意丹
【款 识】	上款:武陟县西
	下款:大司马镇
【年 代】	清代
【释 义】	本匾比较特殊,字用瓷片制成,瓷片有青花瓷、青瓷、粉彩等,还有琉璃片镶嵌,非常精美。
【规 格】	150厘米×25厘米×3厘米
【材 质】	木质
【收集地】	河南

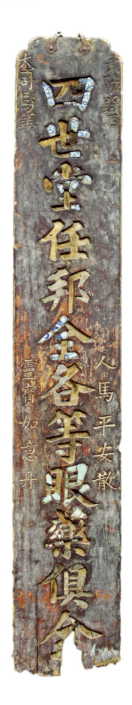

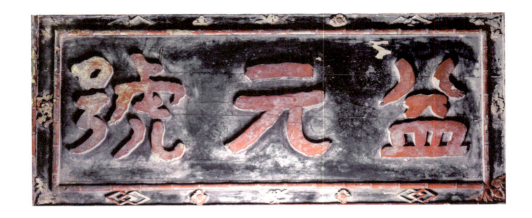

60 益元号

【匾　文】　主匾文：益元号
【年　代】　清代
【释　义】　益元号创建于清同治元年（1862年），地点在杭州望仙桥，创始人为张耐仙。张氏原为是读书人，考取举人后为嗣父业，弃仕从商，帮助父亲张同泰药店创始人张梅打理药店，后自己创办益元号，主打参茸补品。益元号在1953年公私合营后搬至井亭桥，后经营不善倒闭。
【规　格】　120厘米×60厘米×3厘米
【材　质】　木质
【收集地】　浙江杭州

61 雷天一急救六神水

【匾　文】　主匾文:上海　雷天一　急救　六神水

【年　代】　民国

【释　义】　1. 雷天一:上海老字号药房。一雷天下响,病魔疫鬼尽消除,寓意药效显著。

2. 六神水:主治中暑,属"阴暑"一证。适用于暑日受寒而引起的头晕、恶心呕吐、腹痛腹泻等。组成:广藿香、茴香、姜、大黄、樟脑、陈皮、砂仁、桂皮、甘草、薄荷脑、辣椒等。

【规　格】　111厘米×35厘米×2厘米

【材　质】　铁质(两块)

【收集地】　上海

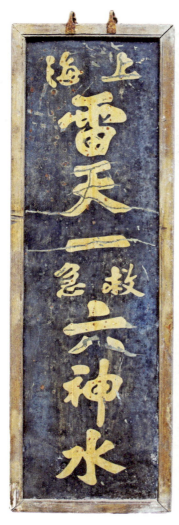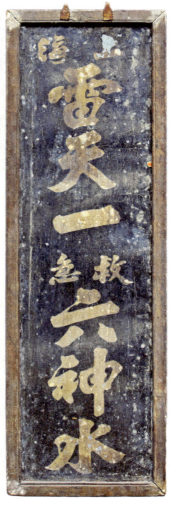

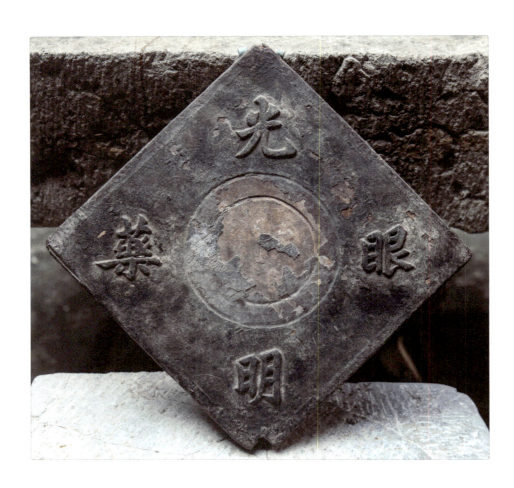

62 光明眼药

【匾　文】　主匾文：光明眼药

【年　代】　民国

【规　格】　20厘米×20厘米×2厘米

【材　质】　木质

【收集地】　浙江

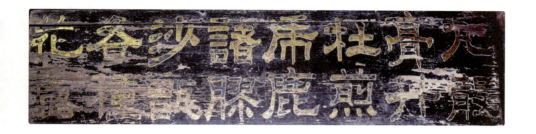

63 丸散膏丹杜煎虎鹿诸胶沙甑各种花露

【匾　文】 主匾文：丸散膏丹杜煎虎鹿诸胶沙甑各种花露
【年　代】 清代
【释　义】 杜煎：是中药的一种煎法，用"杜梨"木为火煎药。
【规　格】 132厘米×34厘米×2厘米
【材　质】 木质
【收集地】 浙江

64 特制经验肥儿疳积散小儿黄膀散立止发冷药散神效清火散暗疮水癣药水

【匾　文】主匾文:特制经验　肥儿疳积散　小儿黄膀散　立止发冷药散　神效清火散
　　　　　暗疮水　癣药水

【年　代】民国

【规　格】56厘米×49厘米×3厘米

【材　质】木质

【收集地】浙江

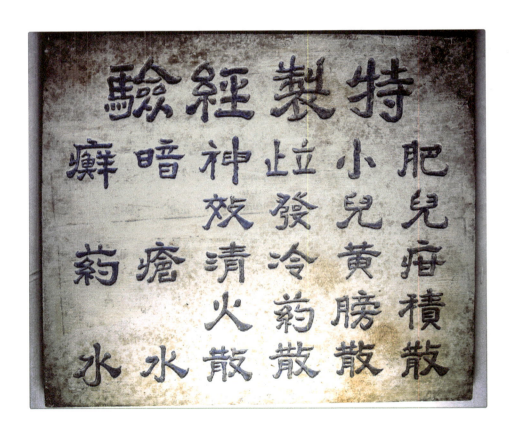

65 # 参茸烟丸

【匾　文】　主匾文：参茸烟丸

【年　代】　民国

【释　义】　烟丸：19世纪治疗流感靠"烟丸"，把管子插到鼻
　　　　　　孔里，然后一挤小球，石炭酸蒸气便会喷进肺
　　　　　　部，以达到治疗效果。

【规　格】　174厘米×30厘米×4厘米

【材　质】　木质

【收集地】　广东

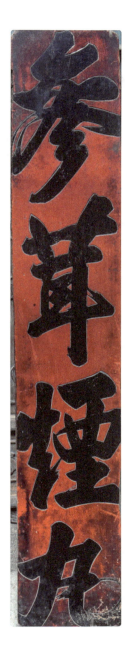

裕昌大小洋药拆

【匾　文】　主匾文:裕昌大小洋药拆

【年　代】　民国

【释　义】　洋药:清咸丰八年(1858年),在《天津条约》签订的
不平等条约的补充条款中,有一项内容是承认贩
卖鸦片为合法贸易,将鸦片改名为"洋药"。"洋药"
后来统指进口的西药。

【规　格】　180厘米×30厘米×2厘米

【材　质】　木质

【收集地】　浙江

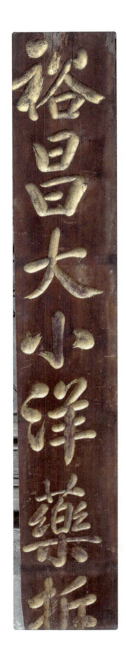

67 东西洋参

【匾 文】 主匾文：东西洋参
【年 代】 民国
【释 义】 1. 东洋参，俗称"白肌人参"，又名牛
蒡、东洋牛鞭菜等。1000多年前日
本从中国引进并改良成食物，已作为
蔬菜食用1000多年。具有利尿、通
便、防治痔疮，排毒、清血养颜，调节
血糖血脂，降血压、胆固醇，健脾胃，
补肾壮阳，对糖尿病、类风湿、肥胖
症、癌症有明显的效果。

2. 西洋参是五加科人参，属多年生
草本植物，别名花旗参、洋参、西洋人
参，原产于加拿大的大魁北克与美国
的威斯康星州，中国北京怀柔与长白
山等地也有种植。主治补气养阴，清
热生津。用于气虚阴亏，内热，咳喘
痰血，虚热烦倦，消渴，口燥喉干。用
量3～6克。益肺阴，清虚火，生津止
渴。治肺虚久嗽，失血，咽干口渴，虚
热烦倦。

【规 格】 112厘米×31厘米×2厘米
【材 质】 木质
【收集地】 浙江

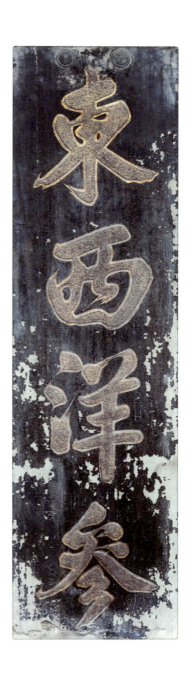

沙甑花露

【匾　文】	主匾文:沙甑花露
【年　代】	清代
【释　义】	1. 沙甑:是一种蒸馏器。
	2. 花露:中国古代的香水,清代中期流行一句广告词"杭城孩儿巷口南首墙门内同泰号各种沙甑花露"说的就是这个。
【规　格】	112厘米×31厘米×2厘米
【材　质】	木质
【收集地】	浙江杭州

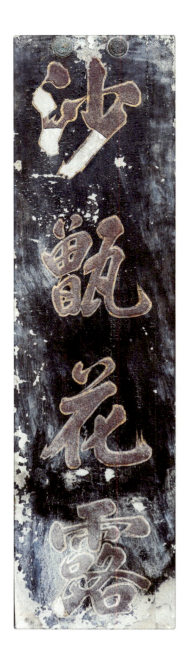

中国近代牌匾的中医药元素

69 药酒

【匾　文】　主匾文：药酒
【年　代】　清代
【释　义】　酒，素有"百药之长"之称。将强身健体的中药与酒"溶"于一体的药酒，不仅配制方便、药性稳定、安全有效，而且酒精是一种良好的半极性有机溶剂，中药的各种有效成分都易溶于其中，药借酒力、酒助药势而充分发挥效力，提高疗效。
【规　格】　60厘米×26厘米×2厘米
【材　质】　木质
【收集地】　浙江杭州

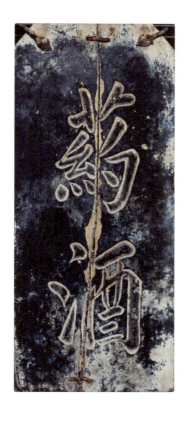

70 官礼黄白贡菊

【匾　文】　主匾文:官礼黄白贡菊

【年　代】　清代

【释　义】　1. 官礼:官府的礼法。

2. 贡菊:又名徽菊,采自黄山市纯天然野生菊花,与杭白菊、滁菊和亳菊并称"中国四大名菊"。具有疏散风热、平肝明目、清热解毒之功效,还有降压的作用,对风热感冒、目赤、肿痛、高血压都有一定疗效。

【规　格】　111厘米×26厘米×3厘米

【材　质】　木质

【收集地】　安徽

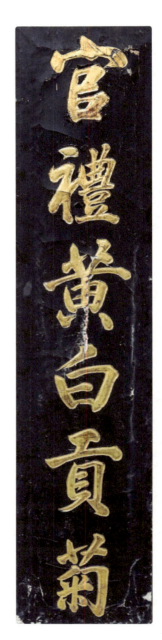

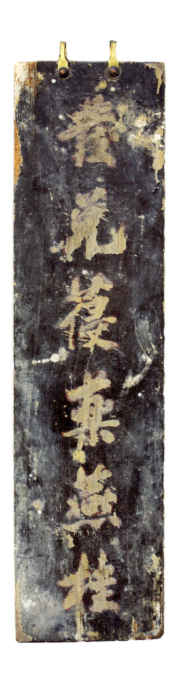

71 发兑参药燕桂

【匾　文】主匾文：发兑参药燕桂
【年　代】民国
【释　义】燕桂：燕窝、桂圆。
【规　格】110厘米×28厘米×3厘米
【材　质】木质
【收集地】浙江

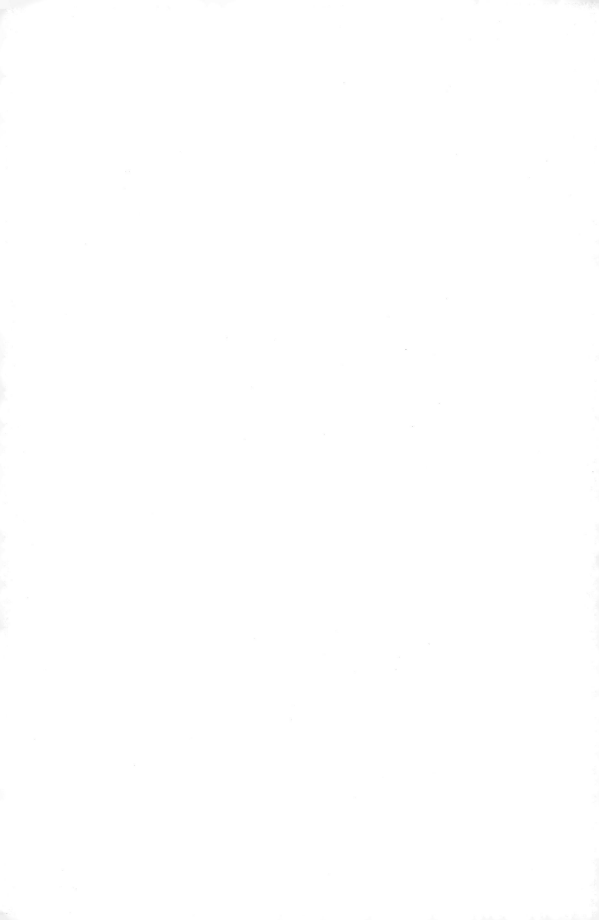